50 Carbos

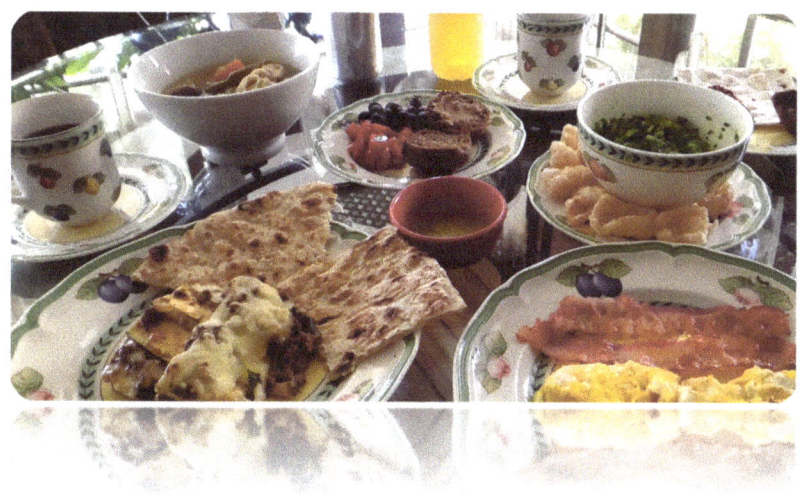

José Quintana

con

Michael Calderwood

50 Carbs
Los Angeles, California

Copyright © 2015
José Quintana and Michael Calderwood

All rights reserved. This book or any portion thereof
may not be reproduced or used in any manner whatsoever
without the express written permission of the publisher
except for the use of brief quotations in a book review.
Printed in the United States of America
First Printing, 2015
Updated 2015
ISBN **978-0-9862720-8-0**

50 Carbs Books
www.50Carbs.com

En la portada: un ejemplo de un día de un menú de comidas y bocadillos que ofrecen deliciosa satisfacción - con 50 Carbos.

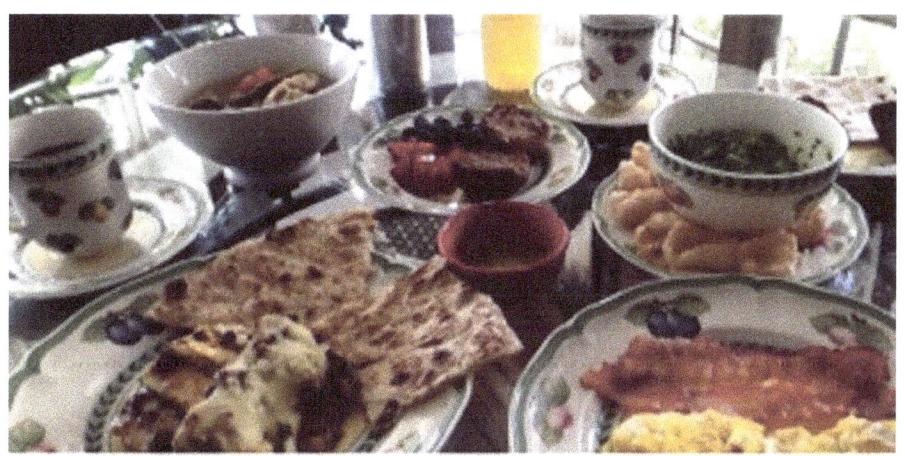

50 Carbs – tiene sentido!

Fher Olvera, *líder de Maná Súper Estrellas Mexicanas, filántropo*

"Ver su transformación y escuchar su historia es inspirador y me mostró que existen maneras de hacer cambios positivos en nuestra vida. Sé que hay muchas personas, amigos, familiares y aficionados por igual, que pueden encontrar ayuda, orientación e inspiración con la historia de Pepe. Con el aumento de la obesidad y la diabetes una de las preocupaciones de la salud mundial, el plan de los 50 carbohidratos que transformó mi amigo debe encontrar un lugar en cada casa, en todo el mundo."

Dr. Michael Marsh, *Medico*

"El planteamiento de los "50 Carb" tiene sentido común y va tras los principales obstáculos que son el hambre y las comidas aburridas, que causan que muchos bien intencionados regímenes dietéticos fallen. Este acertado, enfoque dirigido a la salud y a la dieta puede ser un gran plan de juego para todo aquel que esta luchando por hacerse cargo de su propia salud. Estoy tan satisfecho de ver el cambio en José y lo estaría igualmente de ver estos cambios en cada persona que sufre los tristes efectos de una dieta pobre."

Michael Calderwood, *co-autor de 50 Carbs*

Conocí a José primero en un momento de felicidad para ambos - cuando nuestros hijos se casaron! Rápidamente nos hicimos amigos y familia. Ambos amamos la Música y chistes malos - se puede decir que somos expertos en uno o en otro!

Cuando José inicio el viaje que se convirtió en 50 Carbs, Yo vi la fuerza real y determinación que fue impresionante e inspirador. Cuando el sugirió compartir su historia yo sabia que tenia que ser parte. Se convirtió en nuestra meta decir su historia de una manera que ofreciera ayuda e inspiración para aquellos que sufren de problemas debido a dietas pobres. Al final, 50 Carbs es la historia de José en busca de una dieta baja en "stress", sana y practica para manejar el peso.

- **50 CARBOHIDRATOS** 4
- **YO** 6
- **EL DESPERTAR** 20
- **MI CUERPO** 22
- **EMPEZANDO EL VIAJE** 26
- **ORGANIZÁNDOSE** 29
- **ESTRATEGIA** 31
- **CARBOHIDRATOS** 34
- **HERRAMIENTAS!** 36
- **LAS PRIMERAS SEMANAS** 41
- **MI NUEVO DESAYUNO** 44
- **BOTANAS** 49
- **ALMUERZO Y CENA** 59
- **OLLAS Y SARTENES** 67
- **FUERA DE CASA** 74
- **NOTAS** 78
- **PREPÁRATE PARA DESPEGAR** 81
- **ATAJOS** 86
- **LANZATE!** 91
- **UN AÑO DESPUÉS** 94
- **SIN APLICACIÓN?** 99
- **FUNCION DE MANTENIMIENTO** 105
- **DE UN AMIGO** 109
- **DE MI MEDICO** 111
- **JOSÉ** 113

50 Carbohidratos

50 CARBS

Diabetes. Presión arterial alta. Niveles de colesterol altos. Bajo de energía. Demasiado peso. Ropa grande. Falta de sueño. No son palabras felices que quieres escuchar cuando estás pensando en tu salud y sobre todo cuando muchos de ellas provienen de tu médico.

Estas fueron las palabras que describen en lo que yo me había convertido. Años de malos hábitos, mala información y malos hábitos alimenticios me dejaron en mal estado. Sólo tenía que abrir mi gabinete de medicina para ver los resultados de todo lo que estaba mal. Una gama de medicamentos destinados a frenar la marcha hacia el desastre. Que me ayudaron, pero aun así...

Estoy cansado de estar cansado. Ya estaba muy cansado de escuchar esas palabras. Estaba realmente cansado de mirar en mi gabinete de medicina. Ahora, lo podía cambiar por uno nuevo o podría limpiar el viejo. Comencé a hacer una buena elección!

Entrando en los 50 Carbohidratos. (redoble, por favor!)

Como podrás leer en este libro, hice una elección – tome mi salud bajo control y cambie las cosas que me hacían daño. Dedique un montón de tiempo y energía en investigar, experimentar y en última instancia diseñar un programa que ha sido la guía para mi salud, mi GPS personal. Yo sabía lo que me había causado perderme por el mundo de las dietas anteriormente, esta ves hice correcciones sensatas de rumbo que me han puesto en donde ahora estoy.

Estas son las palabras que mi médico me dijo después de mi último examen completo hace poco.

"José, espero que estés sentado... quiero leer tu libro!... Estos resultados son fantásticos. ... Azúcar en la sangre, el colesterol, la presión arterial - abajo... Quiero que vuelvas, ya puedes dejar de tomar tus medicamentos. No creo que las necesiten más".

Por lo tanto, no más medicinas. Estoy tan delgado que tengo que pararme en el mismo lugar dos veces para proyectar mi sombra! En serio, estoy sano, feliz y listo para el siguiente acto en la gran historia de mi vida. Yo sinceramente creo que cualquier persona que quiera romper alguna conexión con esas "malas palabras", puede encontrar ayuda con el plan de los 50 carbohidratos. Por favor, tómalo hazlo tuyo. Vámonos!

Capitulo 1
Yo

En el alma, soy Músico.

Mis Primeros Días

La mayoría de mis recuerdos de la infancia se han borrado de mi mente. Yo era el más joven de 9 hermanos y hermanas. No recuerdo tener la percepción de que fuimos una familia muy unida. Casi todos salieron temprano de casa para hacer su propia vida. Hemos mantenido poco contacto entre nosotros.

De lo muy poco que yo sé, mi madre había tenido a mi primer hermano a la edad de 13 años. Ella había cumplido los 40 años cuando yo nací.

El estado de salud de mi madre era frágil. Su médico le aconsejó vivir a nivel del mar. Se mantuvo alejada de mí y por desgracia no tuve la oportunidad de verla mucho. El momento en que decidió venir y quedarse con nosotros sufrió un aneurisma y falleció.

Mi padre trabajó para el sistema ferroviario mexicano como "Jefe de estación". Pasábamos un par de años en una ciudad en algún estado del país y de pronto nos teníamos que mudar a otra ciudad, en otro estado. Todos mis hermanos y hermanas nacieron en distintas ciudades de México.

Una de mis hermanas me ayudó a crecer. Ella hizo lo que pudo pero tenía que realizar sus propios sueños. Ella era una pianista de música clásica. Aun la recuerdo practicando escalas o piezas clásicas en el piano por 10 horas al día. Durante todo el día el sonido de la música llenaba nuestra casa.

50 Carbos

Un día su maestra me preguntó si me gustaría aprender a tocar el piano. Le dijo que sí! Fue entonces, que a la edad de cinco cuando descubrí mi pasión por la música. Desde entonces ha sido mi vida.

Mi primer recuerdo fue a la edad de 6 años. Me toco participar en un recital de música clásica (tocando música adecuada para mi edad) en la Sala Chopin" una prestigiosa sala de recitales en la Ciudad de México.

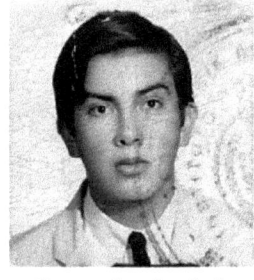
Yo, 12 años de edad

Unos años más tarde mi amado padre sucumbió a la diabetes. Esta enfermedad me siguió a lo largo de mi vida.

Por lo tanto, había perdido a mis padres muy joven. Yo tenía que encontrar una forma de ganarme la vida y una forma de realizar también mis sueños.

Música era ese sueño, por lo tanto, la música fue el camino que seguí.

Yo elegí el bajo como mi instrumento. Después de un comienzo difícil, empecé poco a poco a progresar y llegue a tocar con orquestas, grupos de Rock y grupos que copiaban los éxitos de la música popular del momento. También encontré trabajo en conciertos, sesiones de grabación, en programas de TV, salía también en giras - todo lo que tenía que ver con la música en vivo. Hacia mi vida como músico.

Los 60's

Me lo pasé de maravilla.

Uno de mis mejores recuerdos fue a los principios de los 60's. Yo a los 14 años de edad, era "fan" de una popular banda de rock en México llamada "Los Rebeldes del Rock." Estaban contratados para tocar en una importante boda en Mexicali (un viaje de tres días en autobús desde la Ciudad de México). Fui con un grupo de chicos a la estación de autobuses para desearles buen viaje.

El autobús estaba listo para partir, el bajista de la banda no llegaba y el autobús no podía esperar mas. El director del grupo sabía que yo tocaba el bajo y me invito a subirme al autobús y ser el bajista de la banda para ese evento.

Bueno, yo no tenía a nadie con quien reportarme, me subí al autobús sólo con la ropa que llevaba puesta. Antes de que yo pudiera llegar a mi asiento el autobús partió. Yo estaba en camino a Mexicali!

Llegamos a Mexicali un par de días antes del evento, por lo que decidimos ir a Tijuana a divertirnos, que en ese momento era considerada como la Meca de las bandas de rock mexicano. Había algunos clubes que contaban con muy buena música en vivo.

"Mike's", era uno de los clubes más populares. Cuando fuimos a conocer el lugar, el líder de la banda de la casa reconoció a nuestra banda y nos invitó a tocar una tanda o como dicen en México "echarnos un palomazo". La reacción fue tan fantástica que el propietario del lugar nos contrató por 3 meses.

Ciudad de México

Regresamos a la Ciudad de México 4 meses después. Poco después de mi regreso me uní a un grupo que tenía trabajo de planta en un cabaret tipo "vaudeville" llamado Terraza Casino. Nuestro trabajo era acompañar a todos los artistas que eran parte del espectáculo. El trabajo era un poco fuerte para un chico de 15 años, pero estar rodeado toda la noche por un montón de chicas en pequeños bikinis hacia que el trabajo no fuera tan doloroso. Aguante este trabajo durante más de un año! pobre de mí!!

De allí, me uní a una banda llamada "The Loud Jets" durante 8 años encontramos algunos trabajos decentes. En lugar de ser una banda de rock puro nos dedicamos a tocar música internacional.

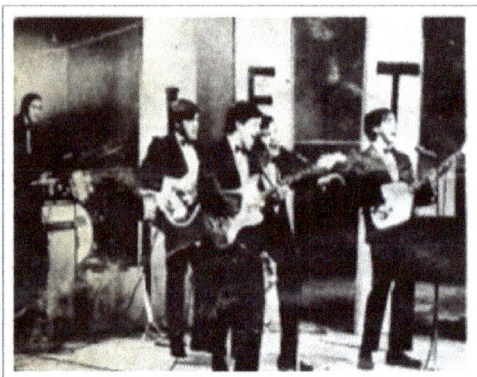
Los Loud Jets. José Quintana en el bajo, segundo de Izquierda.

¿He dicho que la pase muy bien? Tal vez no había mucho dinero, pero en el trabajo había grandes beneficios. Nos encantaban los contratos de "3 meses" o más en un resort de lujo en algún lugar del mundo. Siempre se nos permitió obtener buenos alojamientos, la comida era fabulosa, abundante y gratuita para la banda.

Durante los últimos 4 años de mi vida en México, aterrizamos un trabajo estable en el "Restaurante Del Lago", uno de los mejores restaurantes de la Ciudad de México. Me hice muy amigo del chef y cada noche me pasaba las más increíble cenas gourmet por debajo de la mesa.

Como se puede decir me hice muy mimado, especialmente en relación a la comida. Poco a poco mi estómago empezó a crecer, pero era imposible para mí decir que no a estos manjares.

Si tuviera que decidir entre una cintura esbelta o una magnífica comida, siempre escogía la comida.

Con Destino a Los Ángeles

1970 - 1980

Me mudé a los Estados Unidos a finales de los años 70's. Después de un comienzo muy sufrido que duró poco más de un año, de pronto las cosas empezaron a mejoraron y mi carrera despegó rápidamente. Antes de que me diera cuenta ya estaba manejando las producciones y participando en algunos de los proyectos como Productor o Co-Productor de las principales estrellas de América Latina de esa época.

Yo

Además de las cosas creativas, la descripción de mi trabajo consistía también en atender a los artistas mientras estaban en Los Ángeles grabando. Todas estas estrellas de México, España, Argentina, Miami y otros lugares venían a grabar sus discos conmigo durante 1 a 4 meses.

Algunos de ellos nunca habían estado en L. A. tenía que recibirlos en el aeropuerto y llevarlos a un hotel de 5 estrellas. Los acompañaba casi siempre a tomar sus alimentos en restaurantes de buena clase (un buen momento para acercarme y revisar con ellos la agenda del día). Me pedían muy a menudo llevarlos a Disneylandia a donde fui más de 20 veces en 18 meses.

Debido a la altura de los artistas con quien trabajaba tenía que contratar estudios de primera clase. Estas magníficas instalaciones siempre tratan de hacer que la vida de sus clientes fuera lo más agradable posible y la comida era uno de los temas que siempre estuvo presente.

Llegábamos al estudio todos los días a las 10 de la mañana, siempre había una gran cesta esperándonos llena de pasteles, donas, frutas, quesos, panecillos, café, zumos, etc. etc..

Para las once ordenaba que nos trajeran café - vainilla lates, capuchinos, expresos…

Al mediodía el personal del estudio nos preguntaba qué íbamos a comer a la hora del almuerzo. Los estudios contaban con libros de menús de cientos de lugares, escogíamos la comida que queríamos y uno de los asistentes iba por ella. La orden podría ser cualquier cosa, desde un simple sándwich hasta un plato realmente elaborado (china, mexicana, italiana, filetes, costillas, patatas fritas, ensalada de papas, ensalada, batidos, tartas).

A eso de las 6 de la tarde el estudio horneaba galletas de chocolate para nosotros y así que enviábamos por más café a Starbucks.

A las diez de la noche cuando habíamos acabado nuestra sesión por el día y llegaba la hora de la cena, usualmente íbamos a uno de los clubes o restaurantes en Los Ángeles que estaban de moda.

Mis clientes siempre querían ir a los lugares más populares y generalmente ordenaban a lo grande. Después de todo era "gratis." Las compañías disqueras, pagaban los gastos de alimentación, alojamiento y entretenimiento mientras que estuvieran en la ciudad grabando (ah, los viejos tiempos!). La mayoría de los presupuestos de las súper estrellas eran sin límite, así que ¿por qué no aprovecharse? Nunca tuve problemas para obtener reembolsos por los gastos por parte de las compañías.

Esa era mi rutina diaria durante dos años. Ahora imagínate cuando yo tenía 2 o 3 proyectos que se sobreponían y tenía que comer doble! Toda esa fabulosa y rica comida que consumí empezó a crear una capa densa de grasa que se fue arraigando en mi cuerpo durante los siguientes 30 años.

También empezaba a anidarse mi diabetes.

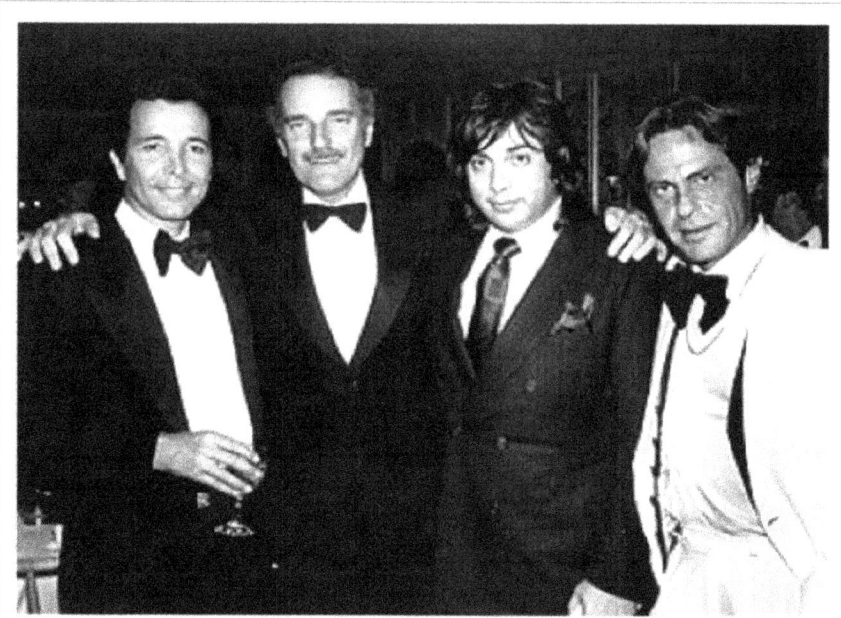

Los legendarios fundadores de A&M Records Herb Alpert y Jerry Moss con Jose Quintana y el compositor/musico Juan Carlos Calderon en la fiesta de celebration de los "Grammys" en 1982   Photo courtesy of Sam Emerson

A&M Records

Durante los siguientes 8 años en la década de 1980 trabajé para una de las mayores y más exitosas compañías disqueras del mundo, A&M Records – dirigiendo a su División Latina. ¡Qué gran momento fue! Las fiestas de Navidad con más de 200 empleados en su sede en Los Ángeles eran legendarias. Con un costo de más de seis cifras, puedes estar seguro de que la comida era excepcionalmente buena.

Además de cuidar de la parte comercial de la división Latina, también me encargaba de buscar artistas para la compañía. Yo tenía una agenda muy ocupada con desayunos, almuerzos y cenas con artistas, directores, escritores, editores, abogados, productores, arreglistas y filiales internacionales. También tuve que hacer viajes frecuentes a la costa oriental, México, América del Sur, España e Italia. Tenía una tarjeta de crédito de la empresa para mis gastos. Me transportaba en limos, viajaba en primera clase y me alojaba en los mejores hoteles.

50 Carbos

Es interesante ver cómo gran parte de mi negocio se llevó a cabo comiendo. Creo que patrocine más de 300 restaurantes en Los Ángeles en los fabulosos 80's. Era fácil encontrarme haciendo negocios todos los días en lugares como El Mamaison, The Palm, Ivy, el Sr. Chow, LeDome, Lawry's, Gardel, La Loggia, Muse, Au Petite, Le Boheme y Benihana entre otros muchos mas.

Cuando visitaba a nuestros filiales en el extranjero siempre me trataron como a un rey, sabían de mi pasión por la buena comida y me agasajaban llevándome a comer a lugares verdaderamente especiales en Madrid, Barcelona, Buenos Aires, Río de Janeiro, Ciudad de México y Guadalajara.

No sé cómo empezar a describir algunos de los platillos que consumí durante este período. Lo que sí puedo decir con certeza es que hubo docenas de comidas que llevaron mi paladar al "éxtasis".

Muchas veces hice dieta en la década de los 80's. Tuve periodos en donde me deje ir y mi peso se disparó a más de 200 libras (95 kg). Pero a veces bajaba hasta 180 libras (81.5 kg). Era una batalla constante.

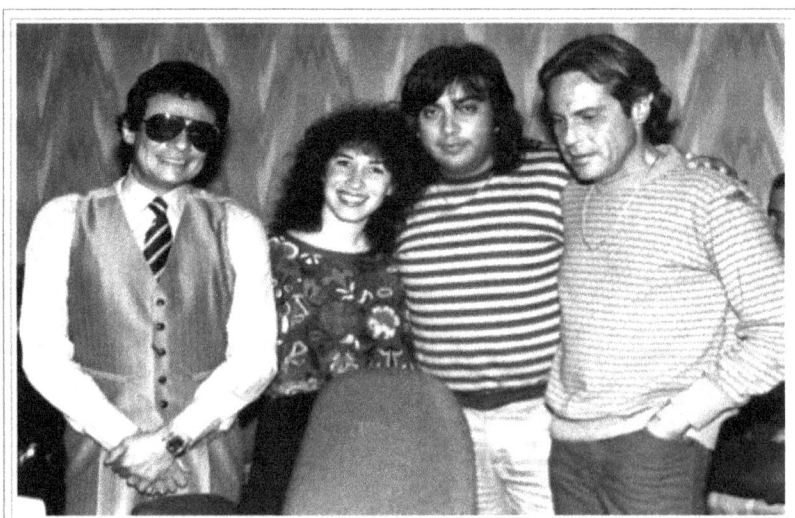

En sesión de grabación con Lani Hall, ganadora del Grammy por el mejor album Latino, con Jose Jose, Lani Hall, Jose Quintana y Juan Carlos Calderon. Jose Jose era considerado como el Frank Sinatra de esa epoca

Photo courtesy of Patty McKenna

La década de 1990

Los 90's. Una nueva década y un nuevo trabajo. Me mudé a Warner Music México, teniendo funciones similares a las de A&M Records. Las ventajas eran prácticamente las mismas. El trabajo requería un cambio importante. Necesitaba pasar 5 días a la semana en la Ciudad de México y los fines de semana en mi casa en Los Ángeles.

Así que ahora aquí estoy en la Ciudad de México, para mí el "paraíso de la comida". Esta mundialmente famosa comida es tan sabrosa que es realmente difícil de resistir. Además de los miles de restaurantes gourmet que hay en la ciudad, la comida de calle no puede ser superada por ninguna otra. Los tacos sudados de canasta, las taquerías, las fondas en los mercados, todo preparado con ingredientes frescos y algunos lugares abiertos 24/7. Así que comí hasta hartarme.

Más Cambios

Viajar a México cada semana durante 2 años se estaba volviendo demasiado pesado para mí, así que decidí salirme y probar la vida independiente como productor o director de producción.

Empecé inmediatamente a participar en las grabaciones en algunos proyectos importantes en donde los presupuestos eran ilimitados.

La grabación de un álbum tomaba un promedio de 3 meses. Algunos pasaron del millón de dólares de costo. Recuerdo haber aprobado pagos al estudio por más de $8000 en sólo órdenes de café Starbucks. Los cargos por las comida eran mucho más altos. La verdad nuestro personal de un promedio de ocho personas nos alimentamos muy bien, disfrutamos platillos de los mejores restaurantes de la zona de Hollywood.

De Costa a Costa

Un par de años más tarde me contrato Sony Latino con sede en Miami. Aunque mis responsabilidades era encontrar talento en la costa oeste de Estados Unidos también tenía que viajar a Miami un par de veces al mes.

Así como la auténtica comida mexicana esta destinada para complacer a los millones de consumidores mexicanos que viven en lo que se conoce como " Mex-America ", un cinturón que abarca la frontera con México desde California hasta Texas, con alimentos y productos que se encuentran fácilmente en las ciudades principales de esta zona.

En la Florida existe una tendencia similar, sólo que con comida cubana. Parece que les encanta el pan tanto como a mí! Hay un popular sándwich llamado "torta cubana" hechas con un pan cubano tostado (tipo baguette) untado con mantequilla, rellenos de jamón, queso suizo, pierna de cerdo y mostaza. También con este tipo de pan existen variaciones de este sándwich con carne de cerdo o de res.

Este fácil encontrar este pan cubano por doquiera, es muy popular para el desayuno. Le untan mantequilla, lo ponen en la tostadora panini y algunas veces le espolvorean azúcar y lo disfrutan con una tasa de uno de los diferentes cafés Cubanos que hay. Es una delicia y la mayoría del tiempo es más que suficiente para darnos esa sacudida que se necesita para empezar la mañana.

Hay un viejo restaurante cubano en Miami llamado "Versalles" que tiene un lugar especial en mi corazón por las comidas memorables que disfrute allí. Platillos como La Paella, Ropa Vieja, Zarzuela de mariscos, cerdo asado Estilo Cubano, Milanesa, Moros arroz (arroz y frijoles) y decenas de sabrosos platos de la carta. Sólo recordarlo se me hace agua la boca.

Miami es el lugar más cercano en Estados Unidos para conectar con todos los países de América del Norte, Central y del Sur. Hay cientos de restaurants fantásticos que ofrecen la gama completa de La Alta Cocina Latina - platos de Argentina, Perú, Chile, Colombia y Centroamérica. Muchos de estos platillos son simplemente espectaculares.

Cambio De Siglo

El cambio de siglo trajo algunos cambios radicales en mi vida. Nuevas tecnologías trajeron importantes cambios en la industria de la grabación que afectaron los ámbitos de los que yo dependía. El crecimiento de la piratería digital de la música contribuyo a la disminución del negocio que yo conocía y que fue parte de mi vida.

Todos aquellos sesiones de grabación de grandes presupuesto terminaron. No más tarjetas de crédito para absorber el costo de las comidas caras. Unos pocos ciclos de desempleo me empujaron a hacer algunos cambios; si quería seguir complaciendo a mi paladar tenía que aprender a preparar la comida que me gustaba. Empecé a preguntar y a aprender de personas que sabían cómo cocinar bien.

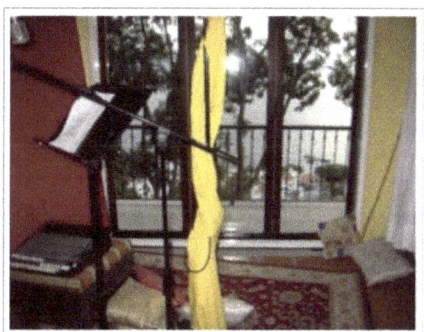

Capturando vocales inspirados

Durante este tiempo de transición me sentí bendecido de trabajar con Maná, una de las bandas más populares de América Latina en algunas de sus grabaciones que me llevaron lejos de casa por unos meses. Cuando llegaba el momento grabar la voz, casi siempre lo hacíamos en un sitio inspirador como en Puerto Vallarta en donde Técnicos Profesionales nos instalaban un estudio de grabación para esto.

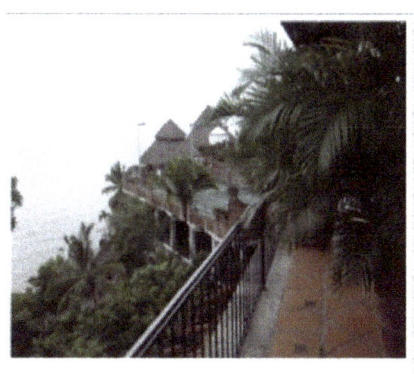

La vista desde el balcon

Alquilábamos una villa en las colinas, con una vista espectacular de la costa para motivar la musa de la inspiración. La casas contaban con personal profesional para la atención de sus clientes, era un equipo tan eficiente que incluía hasta chefs que nos preparaban desayuno, almuerzo, cena y bocadillos durante todo el día para 4 personas.

Lecciones Aprendidas

Recuerdo que una de esas sesiones de grabación que hicimos en 2010. Teníamos un chef llamado Julio que era increíblemente talentoso. Cada día nos sorprendía con la comida más increíble con una presentación digna de un libro de cocina. Como disfrute cada comida que nos preparó.

Julio y yo nos convertimos en buenos amigos. Sabía que yo tenía curiosidad sobre la cocina y que quería aprender a preparar comida decente en casa. Gustoso compartió algunas de sus conocimientos en la cocina conmigo.

Julio me dio buenos consejos y me enseñó muchas cosas básicas para cocinar. Fui al mercado con él unas cuantas veces para escoger los ingredientes para platos que iba a preparar ese día. Viéndolo buscar en las pilas de frutas y verduras me enseñó a no dejarme engañar por el producto más grande del montón, sino más bien elegir tamaño normal. Me dijo que los productos de mayor tamaño pueden parecer buenos, pero el sabor a menudo queda diluido.

Uno de los principales factores para hacer que un plato tenga un buen sabor es aprender el orden con que se tiran a la sartén. Por ejemplo, empieza tu guiso friendo la cebolla y el ajo, calienta aceite en la sartén. Una vez que esté caliente, primero echa la cebolla y fríela por un par de minutos. Agrega el ajo y déjalos cocinar juntos. Sazona con sal y la pimienta y antes de que el ajo se ponga marrón obscuro significa que están en su punto. Si deseas agregar más ingredientes, como zanahorias, tomates, apio y pimientos este es el momento de hacerlo. Echalos a la mezcla de la cebolla y el ajo y fríelos hasta que se estén cocidos, puedes darte cuenta cuándo esta fritura esta lista la cual puedes usar para enaltecer el sabor de tus salsas, carnes, sopas y verduras.

El siguiente consejo que me dio es bastante sencillo, pero absolutamente imprescindible. Date el tiempo suficiente para cocinar tus platillos. No te apresures. Cuando cocinas un filete no le des vueltas y vueltas; sólo voltealo una vez para cocinar el otro lado. Antes de servir déjalo descansar durante unos minutos. Haz lo mismo para tus guisos o postres.

No vuelta y vuelta - descanso!!

Otra lección importante fue aprender a usar los utensilios correctos y el uso de diferentes medios para cocinar para lograr el sabor, apariencia, textura y sabor que buscas.

Después de este "boot camp de cocina" llegue a casa listo para comenzar a crear deliciosa comida con mejor conocimiento acerca de cómo prepararla. Desde ese momento hasta la fecha el sabor de mis comidas ha crecido grandemente.

Consejos de Julio

- *Ten la precaución de elegir la mejor, no las frutas o verduras más grandes*
- *Echa los sabores en el momento justo, en el orden correcto*
- *No vueltas y vueltas! Uno y listo!*
- *Deja que la carne descanse.*
- *Ollas y sartenes - utiliza las herramientas adecuadas para el trabajo*
- *Utiliza diferentes métodos para diferentes comidas.*
- *No tengas miedo a experimentar nuevos sabores.*

Increíble Fiestas de Julio

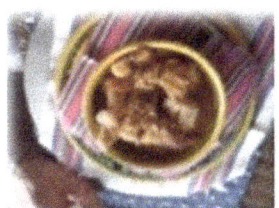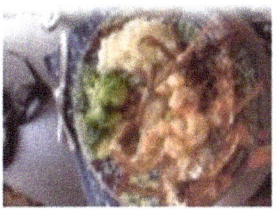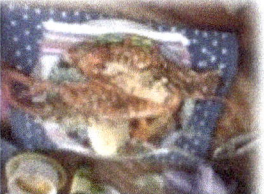

Paraiso de mariscos, con camarones, langosta y magia!

Todavía Sigo Aprendiendo

Yo no pretendo ser un chef (o parecerlo). Lo que quiero decir es que aprendí como preparar mejor algunas de las comidas que me funcionaron y me dejaron muy satisfecho. Ellas son deliciosas, fácil, rápidas y económicas de preparar, utilize productos que están en mi despensa y son fáciles de encontrar en cualquier mercado.

Como te puedes imaginar, muchas de estas comidas no son conscientes de los carbohidratos; tenía en mi repertorio un montón de platillos como pastas, arroces, pastas y postres que por el momento los tengo que olvidar.

Así como mi carrera profesional en la música se iba desvaneciendo decidí utilizar el tiempo libre que tenía en mis manos para centrarme en el tema de los alimentos. Cocine todo tipo de platillos, lo bueno y malo es que tuve que comérmelos todos. No me extraña que mi peso se disparó a 210 libras, (95.25 kg)!

Cuando veo fotos mías de los últimos 6 años hasta antes de escribir este libro puedo ver mi ganancia progresiva de tamaño, especialmente los últimos 20 años. Hace seis meses cuando llegue en la báscula a la marca de 210-libras (95.25 kg)!, mi niño interior me dijo: "hasta aquí, para ya! es suficiente".

Capitulo 2
El Despertar

Hace doce años, fui diagnosticado con diabetes. Desde entonces, tomaba cuatro medicamentos diferentes, dos veces al día para el control de la enfermedad. Doce años, cuatro medicamentos, dos veces al día. (Esto era una gran cantidad de píldoras!).

Mi receta se surtía automáticamente cada tres meses. Un mes antes de empezar mi dieta, la farmacia me negó mis medicinas. El número de renovaciones había llegado a su tope y mi médico quería verme antes de renovarlas otra ves. Había pasado más de un año desde mi última visita y tenía que hacer una cita con el pronto.

Este hecho provocó una especie de temor en mí. Supe inmediatamente que lo primero que el médico me iba a hacerme era un examen físico completo que incluye la prueba A1C de sangre. Esta prueba puede pintar una imagen del tipo de alimentos que consumí en los últimos 3 meses. Funcionamiento del corazón, los niveles de colesterol y la presión arterial números, pueden contar la historia.

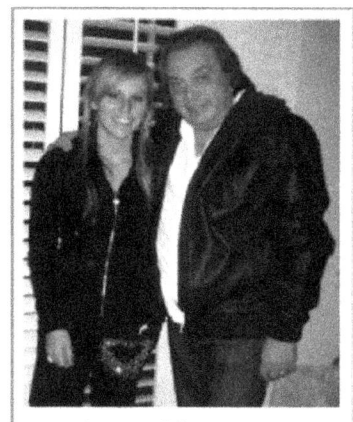
Jose y su hija en 2009

El estilo de vida que llevaba durante los último años antes de la visita al médico me hizo sentir que iba a tener problemas. Nunca fui muy responsable cuidando a mi cuerpo y estaba a punto de hacerle frente a la verdad que yo había estado evadiendo por muchos años.

En ese entonces yo estaba más pesado que nunca. Engorde hasta 210 libras. (95 kg) no había caminado durante años. Las lecturas de mi presión arterial, colesterol y niveles de glucosa estaban altos, así que obviamente esperaba resultados muy negativos.

Una semana más tarde llegaron los resultados. No tenía dudas de que iba a escuchar malas noticias y tenía miedo a escucharlas. Después de esperar un rato, por fin encontré un poco de coraje y llamé a mi médico para obtener los resultados. Estaba muy nervioso.

Me dejo muy contento al saber que los resultados no fueron tan malos como esperaba. Pero tampoco buenos, pero desde mi punto de vista yo tenía la firme convicción de que estaba en un lugar importante.

Si iba a tomar en serio cuidar a mi cuerpo abandonado, tenía que cambiar la ruta de mi vida en una forma más positiva, un estilo de vida más saludable y vivir mi vida de esta manera hasta el final para evadir los numerosos y terribles problemas médicos que se desarrollan con la diabetes. Tal vez esta acción podría extender mi vida unos años más.

Pero esto no tiene por qué ser así.

Es un hecho, la única manera para que cualquier persona pueda bajar de peso es a través del hambre. Hay que reducir drásticamente el consumo de alimentos a un nivel en donde el cuerpo para que funcione necesita utilizar la propia grasa que esta almacenada en el cuerpo El mismo principio se aplica a todas las dietas.

¿Qué es lo que hace que finalmente todas las dietas se estrellen? El hambre, la sensación de la depravación es quizá el mayor enemigo, seguida de pequeñas porciones de alimentos poco atractivos que tenemos que consumir. Luego viene la tortura de mantener el peso abajo sin subir en este desagradable estilo de vida. No es una tarea fácil. Una triste manera de vivir, pero este es el tipo de sacrificio que hay que hacer con el fin de poder disfrutar de una vida mejor.

Esto no tiene por qué ser así. Desarrolle este plan con el ojo puesto en la mira para que fuera un éxito en todos los frentes. Una vez más tengo que decir que en esta ocasión el viaje fue para mi amable y de poco estrés. Yo se que puede ser igual para ti.

Capitulo 3
Mi Cuerpo

MI CUERPO

Esta máquina, creada por los poderes celestiales, es la pieza más importante de mi ser. No puedo existir sin ella.

Esta preciosa máquina requiere mantenimiento permanente para que funcione correctamente. Manteniéndome esbelto me ayuda a que trabaje con menos estrés y dure más tiempo. La sensación de sentir a tu cuerpo funcionando bien es tan agradable - ¿qué mejor regalo puedes darte a ti mismo?

Piensa en un coche. Si le dan mantenimiento constante, servicio, y actualizan los fluidos cada vez que lo pide, este carro va a funcionar bien y es muy probable que dure mucho tiempo.

La supervisión de todos los niveles críticos, gas, aceite, refrigerante, líquido de frenos, presión de los neumáticos - le permite a tu técnico saber si algo necesita atención antes de que se convierta en un problema.

El cuerpo necesita el mismo nivel de atención.

En mi caso pasé muchos años ignorando totalmente las señales que mi cuerpo me enviaba. Tenía una panza grande en forma de pera, papada. El exceso de peso me causaba que roncara muy fuerte, lo que contribuyó a la falta de sueño (y cualquiera que estuviera cerca!). Estas señales fueron indicios de que mi cuerpo necesitaba ayuda. En vez de escuchar a estas señales, las ignore y permití que algunas de mis partes vitales se empezaran a dañar. Diagnosticado con diabetes hace más de diez años realza esta realidad. Las posibles consecuencias de esta enfermedad no podían seguir siendo ignoradas.

50 Carbos

Intente muchas veces deshacerme cuando menos de una parte de mi gordura pero se convirtió en una tarea imposible.

Luego, un día (no hace mucho) me confronte a mí mismo. Y allí estaba yo, entrando en mis sesentas, la preocupación por mi salud sabia que mis años restantes se verían afectados por las terribles consecuencias de la diabetes. Yo tenía que hacer algo para cambiar la historia. Tenía que tomar las riendas de mi propia salud.

Y así lo hice.

Lo primero que tenía que hacer para controlar mi diabetes era perder peso. Reflexionando en qué me funcionó y qué no me funcionó en dietas anteriores, yo sabía que debía de tener un plan detallado de alimentación y un método confiable para su seguimiento y operación. Pasé días cuidadosamente experimentando con diferentes tipos de comida hasta que cree un plan que estuviera a la altura de la tarea.

Destino, acoplado con determinación y estrategia.

Yo sabía o creía que sabía, que perder 40 libras (18.14 kg) era absolutamente imposible para mí. Yo iba a ser feliz si pudiera perder 20 libras (9.07 kg), me daba seis meses para esto.

Esta vez todas las estrellas se alinearon para que yo pusiera en práctica mi plan. Todo cayó en su lugar rápidamente y me funciono tan bien que termine perdiendo más de 70 libras (31 kg) en cuarto meses! Un logro notable para cualquier persona de mi edad.

Siguiendo mi plan, fue como si de repente hubiera encontrado la llave que abría la puerta en donde se encontraba almacenada mi gordura. Ahora yo podía abrir esa puerta y bajar o subir de peso a mi antojo.

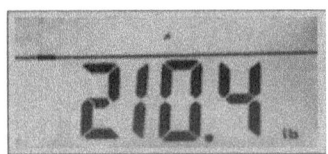 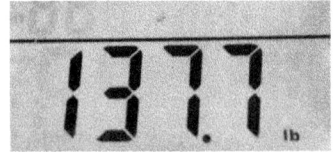

Mi Cuerpo

Fui de 210.4 (95 kg) a 137.7 libras (62.47 kg) - más de 70 libras (31 kg). Más de una cuarta parte de mi tamaño en tan sólo 120 días.

La verdadera bendición, que yo no esperaba - fue la comodidad con que hice este viaje. En lugar de viajar en "clase turista", me sentí como si estuviera volando en "primera clase". El viaje despego a la misma hora, la distancia fue la misma, el mismo aeroplano; este viaje, sin embargo, fue para mí amable y prácticamente libre de estrés. La mejor manera de aterrizar a donde yo quería llegar.

El cambio físico que he hecho en un periodo tan breve de tiempo fue tan radical que muchos de mis amigos no me reconocen. Ahora, cuando se dan cuenta que soy yo, los comentarios positivos acerca de mi nuevo aspecto no paran. Todos tienen el mismo comentario - "Es inspirador! " y todo el mundo quiere saber cómo lo hice.

Recuerdo los comentarios de uno de mis mejores amigos a quien no había visto en meses. Él dijo: "ahora veo la respuesta a preguntas importantes que tenía sobre cómo ayudar a algunos de mis seres queridos que están gordos. Yo creía que estaban condenados y ahora veo que hay esperanza porque "si Pepe (yo) lo hizo con su edad y estilo de vida, todo el mundo puede hacerlo".

Hoy no puedo más que sonreír cada ves que veo mi nuevo "look" en el espejo. Es perfecto para mi "psique" no ver mas lo poco halagador que eran las capas de grasa que cubrían mi cuerpo la mayor parte de mi vida adulta. Estoy encantado de haber descubierto el cuerpo que Dios diseño para mí. Una experiencia sublime.

Hoy el sentimiento de alegría ha invadido mi vida. mi cuerpo se siente bien. Todo mi sistema funciona ahora con menos estrés. Parece como si mi cuerpo estuviera de fiesta. Estoy feliz, estoy muy agradecido y estoy celebrando esta increíble sensación de éxito. Es un tipo especial de felicidad que sólo se logra con el producto de tu propio esfuerzo. Simplemente es mejor que un Rolex, un coche lujoso o un viaje a Europa. Es difícil describir la sensación con palabras, pero es muy profunda.

Aún sigo asombrado de lo fácil que fue para mí este corto viaje y los abrumadores resultados que obtuve.

Capitulo 4
Empezando el Viaje

LA NUEVA RUTA

Mi siguiente paso fue encontrar una dieta que me ayudará a afrontar mi enemigo número uno: EL HAMBRE! Yo sabía que aparecería en el camino, tratando de hacer que mi viaje fuera miserable. Si yo me había comprometido a mejorar mis números, tendría que hacerle frente, cara a cara y vencerlo cada vez.

En mis pasadas experiencias tratando de bajar de peso estaba muy familiarizado de como las dietas más populares funcionaban y que es lo que ofrecían. En mi mente las he clasificado en dos categorías - las dietas bajas en calorías y las dietas bajas en carbohidratos. Ambos regímenes funcionan muy bien; siempre y cuando sigas las reglas estrictamente.

Normalmente yo empezaba a perder peso poco a poco. Pero para alguien como yo a quien le encanta la comida con pasión, mi existencia pronto se convertiría en miseria y abandonaba las dietas. Hola otra vez al aumento de peso.

Me hice algunas preguntas difíciles de responder. Cual dieta podía seguir en esta ocasión? Cuál sería la menos severa? Cual podía soportar?

La dieta baja en calorías es algo más saludable que la dieta baja en carbohidratos, pero es más difícil para mí de resistir por más de un par de semanas. El consumo de alimentos es muy restringido y todos los ingredientes que proporcionan a los alimentos ese delicioso sabor de la "grasita" quedan fuera. Hola verduras crudas, adiós comida deliciosa!

La dieta baja en carbohidratos puede ser bastante severa. Después de unas semanas de comer mucha carne, empezaba a sentirme con asco y constipado. Las carnes eran el principal componente de alimento que llenaba mi plato, puede ser perjudicial si se consume en exceso. Me rendí con hacer mas dietas.

Después de valorar los pro y los contras de los dos sistemas, me decidí por la dieta baja en carbohidratos. A pesar de que fue hace más de diez años, mi experiencia con la dieta Atkins Diet™ aún estaba fresca en mi mente. Sabía lo que podía esperar. Recuerdo que estuve practicándola por un tiempo y llegue a bajar hasta 180 libras (81.64 kg). Sentía que había conquistado una gran meta en mi vida. Poco después me salí de la dieta y antes de que lo supiera ya estaba de regreso donde empecé y algunos kilos de más…

Me rendí con las dietas, estaba convencido que este era mi destino. Había aceptado que me iba a quedarme gordo para siempre. Creía que no había nada que pudiera hacer al respecto. Las personas de mi edad ya no están para asumir este tipo de retos. Así que no hice nada, ni siquiera la actividad física básica que necesito para seguir moviéndome. Solamente me harte comiendo todo tipo de alimentos sin ningún tipo de restricciones. Me gusta la comida demasiado y mi fuerza de voluntad era muy débil.

Contemple la posibilidad de eliminar el exceso de peso con cirugías como "abdominoplastia", "lap band" o "liposucción". Estas operaciones no sólo son muy costosas y dolorosas pero la verdad no se enfocaban en mi problema principal que era la diabetes. Abandone esta idea y decidí buscarle a la "antiguita". Después de investigar y sopesar las ventajas y desventajas de las dos estrategias, me decidí por la dieta baja en carbohidratos combinada un poco con la de calorías.

Pero...
Cambie mi forma de pensar, en ves de enfocarme en bajar de peso, mi meta ahora era cuidar mi diabetes. Esa era la prioridad. Sabia que si lograba bajar mi glucosa automáticamente unas libras iban a desaparecer. Eso sería como "una cereza en el pastel". Esta simple decisión cambio las reglas del juego. Me quito del estrés de tratar de alcanzar un numero bajando de peso y en lugar me

concentre en sanar y esto cambio mi perspectiva psicológica y fui de estar temeroso a ser optimista. Aun es necesario confrontar y vencer el "hambre" y cambiar la manera de consumir los alimentos. Pero sentí que ahora si estaba listo para confrontar la música.

Capitulo 5
Organizándose

ORGANIZANDOSE

Me di cuenta de que si quería hacer este esfuerzo con éxito tendría que ser organizado y disciplinado. Necesitaba seguir de cerca mi concentración de glucosa. Durante mis días en la dieta Atkins trate de mantener registros, escribiendo los números en pedazos de papel (cuando me acordaba). Después de un tiempo la información se dispersaba por todos lados, diferentes trozos de papel con pedacitos de información, sin fecha, sin organizar, era inservible. Esta vez, quería mantener un exacto y detallado registro diario de los números de mi glucosa. Necesitaba una herramienta que me ayudara a lograr esto.

Busque en el internet una aplicación que me diera lo que necesitaba. Tenía que ser lo suficientemente potente como para convertir los datos que registraba en información útil y que fuera fácil de entender. Era necesario que fuera autónoma y portátil. No quería que se repitieran mis esfuerzos anteriores. Yo quería tener la aplicación en mis manos, que estuviera cerca de mí cuando estuviera comiendo. Como siempre traigo conmigo mi teléfono portátil, por lógica busque una aplicación que se funcionara en una plataforma móvil.

Encontré muchas aplicaciones (apps) que me permitían registrar mis alimentos diariamente y su valor en carbohidratos. Esta herramienta además de mantenerme informado sobre los carbohidratos también suman las calorías al mismo tiempo. También me permitía registrar los resultados del "piquete" diario en ayunas" para ver el progreso de los niveles de glucosa que como meta tenia que bajar de 150 mg a 100 mg o menos.

Me pasé un par de días familiarizándome con la "app" que elegí. La aplicación es muy intuitiva, aprendí a registrar y a interpretar los datos en unas horas. La aplicación está llena de información, hay más de 200.000 artículos alimenticios en el banco de información, al principio fue un poco confuso registrar con precisión los alimentos y porciones que consumía en cada comida. Es muy importante aprender a registrar las porciones exactas para obtener resultados precisos. La aplicación también tiene funciones adicionales que le sirven a otros importantes componentes de la salud al mismo tiempo. Voy a hablar de ellos un poco más adelante en el libro.

Yo estaba listo para comenzar. Tenía un objetivo claro. Tenía un plan de juego. Tenía una herramienta que me permitía seguir con precisión mis números de glucosa. Tenia una buena estrategia para llevar acabo la dieta. Yo estaba preparado para ganar.

Capitulo 6
Estrategia

EL PLAN

Una vez que entendí cómo negociar mi dote diario de carbohidratos, comenze a enfocarme en los ingredientes que usaba en cada comida. Mi objetivo era luchar contra el hambre alimentando constantemente a mi cuerpo con comida "sabrosa pero baja en carbohidratos" que encontraba fácilmente en cualquier mercado.

Prepare mis recetas usando productos que me gustaban, para que no se pasaran de carbohidratos media la cantidad exacta de las porciones. Utilizado técnicas que aprendí en la "Cocina Mexicana" pude incorporar algunos sabores con mas personalidad a mis comidas, se pueden lograr platillos deliciosos.

Hay muchos productos disponibles en los mercados que venden productos bajos en carbohidratos. Solamente piensa que te gustaría comer y probablemente lo puedes encontrar, hay de todo. Algunos son buenos, pero son caros. Yo no quería tener un gasto mayor cada semana y también quería incluir alimentos naturales y frescos en mi plan. Utilizo hasta la fecha algunos de esos productos, pero realmente me enfoque en intercambios creativos.

Tuve que reemplazar un par de productos de mi lista de favoritos como el pan, las tortillas, postres y algunos otros productos . Por fortuna hay muchos productos sustitutivos buenos y fáciles de encontrar que tienen buen sabor y son bajos en carbohidratos!

He aquí un ejemplo:

Un típico taco de carne asada Mexicano 2 tortillas chicas de maíz tiene 55 gramos de carbohidratos (2 tortillas chicas de maíz = 50 carbohidratos, el resto de los ingredientes son 5 gramos)

Sustituido por una tortilla grande bajas en carbohidratos, que tienen solamente un valor de 3 gramos. Este simple intercambio me salvó de la carga de 47 gramos de hidratos de carbono! Si utilizo una cucharada de salsa en lugar de dos, el número se reduce a un gramo. Por lo que una de mis comidas favoritas pasó a ser de 55 gramos a 8 gramos.

Ahora, los resultados finales no son exactamente igual al original, pero para mí son lo suficientemente parecido para disfrutar mi taco y seguir firme en mi plan.

Hay muchos más ejemplos como este. En un principio pensé que estando en "dieta" algunos de mis alimentos sería menos sabrosos. Pero siendo creativo con el uso de hierbas y especias fui capaz de encender el sabor.

Tenía que ir con cuidado eligiendo mis opciones de comida para el día. Tuve que renunciar o a usar sólo porciones muy pequeñas de algunos de mis guisos favoritos como los frijoles y el arroz. Un par de cucharadas de cada uno me cuesta ocho gramos de carbohidratos o más; imaginemos el costo de un tazón.

Esta estrategia fue mi principal arma en la lucha contra el hambre y merece un gran crédito por el éxito en mi viaje en perder peso. A diferencia de los dietas anteriores, esta vez mi cuerpo no experimento el hambre aguda, esta sensación me vuelve loco. En lugar de ello, mi estómago se sentía satisfecho la mayoría del tiempo.

Las ocasionales olas de hambre que sentí durante el programa son de las que yo calificaría como "tolerables". Nunca llego a un punto de ser "hambre extrema" cuando quería aliviar estos síntomas solo tenía que agarrar uno de los muchos tipos de guisos y bocadillos que había preparado por adelantado (y tenía cerca) para ayudar a aliviar el hambre y seguir enfocado en la dieta sin peligro. Es increíble cuantos opciones de productos sanos y delicioso existen, hay literalmente cientos.

Le puse mi pasión por la "Cocina Mexicana" a mis platos. Tuve que hacer algunos cambios en algunos de los ingredientes para mantener mi presupuesto de carbohidratos, pero aun así llegue preparar deliciosos platillos que me hacían sentirme como si no estuviera en dieta, envés este viaje estuvo lleno de comidas con buenos sabores, logre llegar al cuerpo mas esbelto que he tenido y más sano que en los últimos 30 años.

Capitulo 7
Carbohidratos

Que es un carbohidrato? Los carbohidratos (carbs) son uno de los tres componentes que tiene la comida que nuestro cuerpo transforma en energía y la utiliza para funcionar.

Los otros dos componentes son grasas y aminoácidos. Los carbohidratos se convierten en azúcar, las grasas en grasa y los aminoácidos ayudan en la creación de células nuevas.

Los carbohidratos de acuerdo a mí!

•Si deseas mantener tu peso actual, tienes que limitar tu consumo diario de carbohidratos a 80 gramos.

•Si deseas comenzar a perder peso a un ritmo moderado, tienes que limitar el consumo diario de carbohidratos a 50 gramos; o menos si es que quieres bajar de peso más rápido.

•Si quieres perder peso muy rápido, consume solamente 30 gramos o menos al día.

Después de experimentar con diferentes objetivos encontré que 50 gramos de carbohidratos al día eran perfectos para mí.

Estaba feliz de encontrar tantas y buenas comidas que podía cocinarme yo mismo. Ahora podía tener una comida decente y hacerle un seguimiento de los resultados con la ayuda de mi teléfono móvil inteligente (Smartphone) y la aplicación de diabetes.

Sentí por primera vez que tenía cierto control. No tenía más que adivinar. Tenía información en tiempo real que me decían en donde me encontraba en cualquier momento del día. Sabía que era algo muy poderoso para mi lucha en contra de mi enemigo - el hambre!

50 Carbos

Las pocas veces que no seguí las reglas, la aplicación en mi teléfono me lo hacía saber. Si sobrepasaba mi presupuesto de carbohidratos, tomaba medidas inmediatamente para volver al plan. Las correcciones eran fáciles, y en el transcurso de un día o dos yo estaba de regreso. Sin tanto drama!

Calorías

Que es una caloría? caloría es una medida que se usa para saber la cantidad de energía que consumes a través de los alimentos.

Recuerda, me concentre en manejar mi ingestión de carbohidratos. Por supuesto las calorías juegan un papel muy importante en el control del peso corporal y no haciendo caso de ellas no es buena idea. Trato de mantener mi consumo diario de calorías por día en 1500. 1000 calorías sería lo ideal.

Me parece que este es el equilibrio perfecto de carbohidratos y calorías es como abrir dos grifos al mismo tiempo, obteniendo beneficios de ambos. Encuentro que puedo manejar mejor mi peso.

Pero repito una vez más, el objetivo principal y el énfasis de este plan está en los carbohidratos.

Capítulo 8
Herramientas!

HERRAMIENTAS CUENTAN!

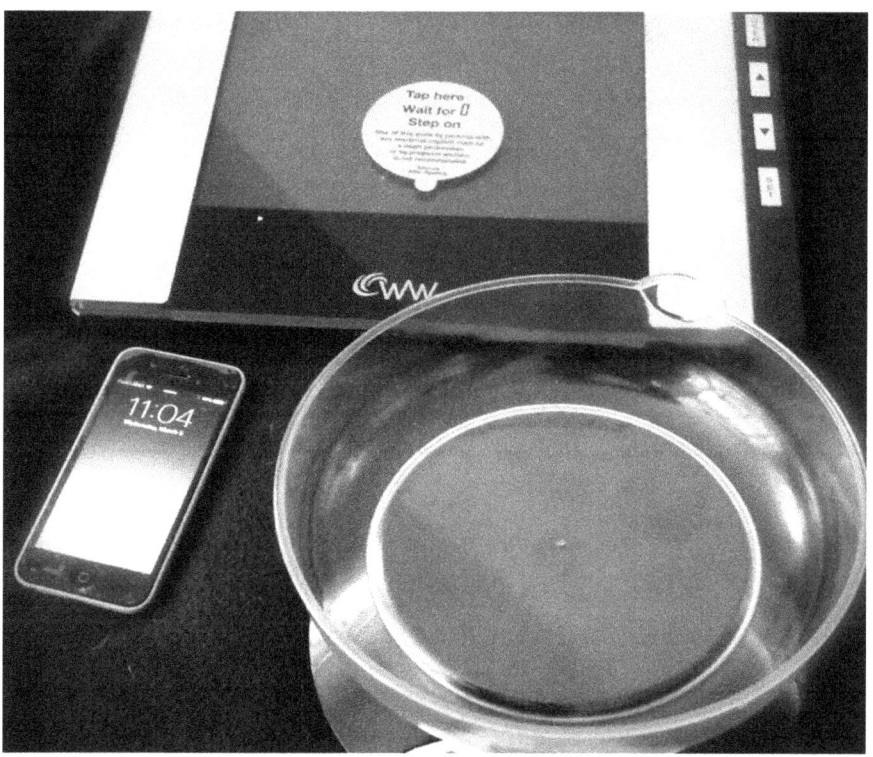

No puedo enfatizar suficientemente la importancia que tiene el registro preciso de los alimentos que comes. Los valores de los carbohidratos en cada comida, (incluyendo botanas) hay que darles un seguimiento estricto y debes de registrar en la aplicación todo lo que comes durante el día para llegar a tener éxito.

Para hacer mi arsenal más fuerte, he adquirido un par de herramientas. Estas son las armas más importantes que tengo. Sin ellos, el plan es casi imposible de navegar.

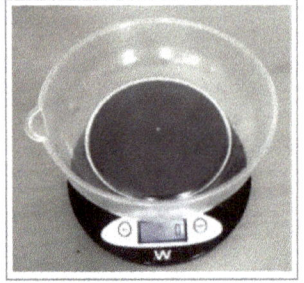

La primera de ellas es una **báscula de cocina** para medir de forma precisa las porciones que consumo en mis platos.

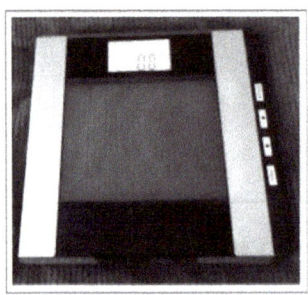

La segunda herramienta, lo que yo llamo "el juez definitivo"- es una **báscula de baño**. Me peso cada mañana para tener una visión realista de mi progreso.

La Aplicación

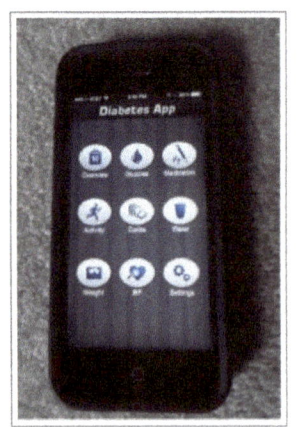

Encontrar una manera de mantener un seguimiento preciso de todos los factores claves del plan me llevaron a una aplicación en la que podía correr en mi teléfono móvil. Además de realizar un seguimiento de carbohidratos, tenía que enseñar otros factores claves para la salud, de forma clara y sencilla.

Para mi estrategia, me di cuenta de cuales de las características de la aplicación eran las más útiles para mí y que otras podrían ser útiles para mi progreso hacia mi meta.

En la pantalla de inicio de la aplicación se ven 9 botones. Sólo tienes que tocar el que deseas activar.

Herramientas

Los componentes que yo utilize están marcados **en negrita**.

Overview: aquí puedes ver los resultados en función de la información que introduzes en una de las pantallas.

Settings: aquí es donde se establece la aplicación para que responda a los valores que introduces para todas las funciones. Por ejemplo, ajuste aquí el límite de 50 carbs para mi plan.

Carbs: esta es la clave principal para el programa. Cuando se activa, tienes acceso a una amplia base de datos de los alimentos y sus valores en carbohidratos. Con más de 200.000 objetos, al principio fue un poco confuso registrar con precisión las porciones que consumía. Me tomó unos días aprender a usarlo correctamente.

Glucose: este es muy útil para las personas con diabetes que desean realizar un seguimiento de sus niveles de glucosa. Realizo la "prueba del piquete mañanero. El seguimiento en la aplicación me da la tranquilidad de saber diariamente que mi diabetes está bajo control.

Weight: éste es el juez más severo. La clave está en pesarte diariamente todas las mañanas, bajo las mismas condiciones. Registra tu peso en la aplicación después de ir al baño y antes de desayunar.

BP (Presión Arterial): Si deseas realizar el seguimiento de la presión arterial, introduce aquí la información.

Medication: Si desea realizar el seguimiento de los medicamentos que tomas aquí es el lugar para hacerlo. Yo no lo encontré útil en mi caso y lo deje en blanco.

Water: No vi el uso práctico para mi caso registrar cuantos vasos de agua bebo al día.

Activity: Si realizas ejercicios aquí es donde se introduce la rutina. A pesar de que yo camino un par de millas cinco días a la semana,

50 Carbos

llegue a la conclusión de que el ejercicio ligero es irrelevante para perder peso. Si aumento mi rutina de ejercicio, mi apetito aumenta considerablemente.

He aquí un rápido ejemplo de cómo usar la función Carb...

Cuando abro la sección de carbohidratos en mi teléfono móvil Smartphone, una barra azul aparece en la parte superior. Esta línea representa los 50 carbs que yo establecí en la aplicación.

Y así como cruzo a través del día, comiendo y registrando mi elección de alimentos, la barra azul comienza poco a poco a ponerse verde. Una vez que llegué a mi límite de carbohidratos, la barra verde se convierte en una sólida barra verde. Si sigo comiendo, la barra verde comienza a ponerse roja, indicando cuantos carbohidratos estoy consumiendo de más.

Me parece que es muy importante estudiar profundamente todas las funciones de esta sección en la aplicación. Es necesario familiarizare con la aplicación y registrar con precisión los alimentos que consumes. La exactitud de los resultados depende de la veracidad de estos registros.

Mi Aplicación Elegida

Como usuario del iPhone, busque en el internet, en la tienda de aplicaciones las "apps" que se destinan al tratamiento de la diabetes. Hay muchas muy buenas aplicaciones, algunas gratuitas, otras de ellas con un precio razonable.

Seleccione "La Diabetes App", la cual viene en dos versiones. Desde mi experiencia, ambas funcionan bien, la que es "gratuita" me da todas las características que utilizo en el plan 50 carbohidratos. Nuevamente, las principales funciones de seguimiento que busco en mi caso son:
- **Glucosa**
- **Carbohidratos**
- **Peso**

Herramientas

Le eche también un vistazo a la plataforma Android y encontré que hay varias aplicaciones que harían el mismo trabajo, aunque personalmente yo no uso la plataforma "Android".

Si quieres compartir tus actualizaciones o ver las actualizaciones de otras personas que administran su salud, hay varias aplicaciones populares que te dan este tipo de funcionalidad utilizando medios sociales/grupo de usuarios.

No tienes que ser diabético para utilizar estas aplicaciones. La clave está en reaccionar siempre de la misma manera, con cada comida, todos los días!

Capitulo 9
Las Primeras Semanas

LAS PRIMERAS SEMANAS

Las primeras semanas empezó con mi investigación de los carbohidratos de los alimentos que consumía habitualmente. Registre la información en mi aplicación incluyendo porciones lo mejor que pude.

LA ENCUESTA DICE...

Después de analizar los datos de las primeras semanas, me sorprendió saber que consumía un mínimo de 500 carbohidratos al día, Cómo podía ser?

Echemos un vistazo a un día típico.

> **Desayuno: aproximadamente 130 carbohidratos**
> - 3 Huevos revueltos
> - 3 tiras de tocino
> - Salsa (4 cucharas)
> - 2 Rebanadas de pan agrio
> - Mantequilla/mermelada
> - Bizcocho
> - Vaso de zumo de naranja
> - 2 Tazas de café
>
> **Bocadillo de medio de día: aproximadamente 75 carbs.**
> - Trozo de bizcocho
> - Mantequilla y mermelada
> - Taza de café

Almuerzo: 150 carbohidratos aproximadamente.
- Hamburguesas o sándwiches
- Papas fritas

Bocadillo de media tarde: 75 carbohidratos aproximadamente.
- Galleta de chocolate, o una copa de helado, o fruta

Cena: aproximadamente 150 carbohidratos.
- Ensalada
- Pasta
- Albóndigas
- Pizza
- Pan

Botana antes de ir a la cama: 50 carbohidratos aproximadamente.
- Una bolsa de papas fritas o unas galletas

Sin duda esta dieta no me iba a funcionar! ¿Cómo podía recortar algunos de los carbohidratos a mis comidas regulares?

Me di cuenta de algo interesante. Las especias y las técnicas que se utilizan para darle mejor sabor a la comida sólo tenían un impacto moderado en carbohidratos. Así que pude añadirle a mi comida ingredientes que mejoraron mucho el sabor, convirtiendo cada una de mis comidas en una delicia!

Uno de mis primeros objetivos fue tratar de encontrar la perfecta asignación de números de carbohidratos para el día. El número necesitaba reflejar el nivel de hambre que podría aguantar sin sentirme incómodo.

Empecé por mi cuenta con 80 carbohidratos diarios.

Usando una pequeña báscula de cocina. Registraba el peso exacto las porciones de los alimentos para cocinar y la aplicación calcula automáticamente los carbohidratos.

Me di cuenta de que en 80 carbohidratos, mi nivel de hambre era prácticamente inexistentes y mi glucosa bajaba prácticamente nada. Un buen comienzo!

Baje mi meta a 70 carbs, una vez más, el hambre estaba bajo control.

Por lo tanto… Baje el número nuevamente, esta vez a 60 carbohidratos. Todavía me sentía bien y empezaba a ver mejores resultados.

Por último, probé el número de 50 carbohidratos al día. Llegué a la conclusión de que este era el número perfecto para mí. El consumo de alimentos me dejaban con un poco de apetito, pero era fácilmente soportable, nada en comparación con el nivel de hambre que aparece en la tercera o cuarta semanas de una dieta estricta.

Supe inmediatamente que esto era algo que podía soportar sin mayores traumas.

Mi plan se estaba formando. Estaba motivado, tenía algunas herramientas y buena información.

Si quieres mantener tu peso actual tienes que consumir alrededor de 70 o 80 carbs al día. Si quieres perder peso a un ritmo moderado tienes que consumir alrededor de 50 carbohidratos al día, y si quieres ir a una "dieta radical" de carbohidratos para bajar de peso rápido, Tienes que consumir alrededor de 30 carbohidratos al día.

Capitulo 10
Mi Nuevo Desayuno

MI NUEVO DESAYUNO

Es aquí donde empieza la negociación con los carbohidratos.

Empecé identificando los principales responsables que elevaban mis números. Me fui detrás de los productos sospechosos: 2 rebanadas de pan agrio, jalea, pan de dulce y jugo de naranja. Estos chicos malos representaban alrededor del 90% del total del conteo de carbohidratos de mi desayuno.

Yo sabía que podía comer los 3 huevos, el tocino y el café "gratis". Una cucharada de salsa le añade 1 carbohidrato. Pero la da a la comida un sabor mejor. Cambié el pan y la mermelada para las versiones bajas en carbohidratos.

Esto es lo que cambie.

• Sustituí las 2 rebanadas de pan agrio (60 gr. de carbs) por 1 rebanada de pan de multi grano (13 carbs). Este pan lo puedes substituir por otros panes que contienen muchos menos carbohidratos que el que yo usaba en ese tiempo.

* Después de tostarlo le untaba mantequilla, jalea libre de azúcar y lo espolvoreaba con un poco de nueces o piñones. Mmm .. Era delicioso!

• Elimine el bizcocho

• Elimine el zumo de naranja de mi dieta, no lo necesito.

Si tengo sed, tomo un té frío con sabor (como el diet Snapple de durazno) o me preparo un batido de fresas o moras con no más de 6 carbohidratos.

Si deseo algún tipo de pan para complementar mis huevos, tocino y salsa, uso la mitad de una tortilla baja en carbohidratos (3 gr.). A veces uso solamente una cuarta parte, o ahora mi nuevo y favorito pan es el "lavash" tiene buen sabor y hay algunas versiones muy bajas en carbohidratos.

Esto lleva a mi desayuno a un total de 15 g a 20 g. en lugar de 130 gr. (si uso pan lavash mi desayuno baja hasta solamente 5 carbohidratos) como resultado final quedo igual de satisfecho.

Así que este era el aspecto de mi nuevo plato para desayunar por unas semanas:

3 Huevos revueltos con 3 rebanadas de tocino, una rebanada de pan multigrano con mantequilla, tostado perfectamente, con mermelada libre de azúcar y espolvoreada con trocitos de alguna nuez. **Como despacio y disfruto el sabor de cada bocadillo.** Este tipo de comida me permite comenzar el día con el tanque lleno.

Hay miles de opciones de desayuno bajos en carbohidratos, muchos de ellos contienen una cantidad menor de carbohidratos que este ejemplo, pero este tipo de desayuno a mí me funcionó.

Siempre he amado al pan. Por lo que yo sabia en aquel momento, el pan de multigranos era la mejor manera de comer mi dosis diaria de una rebanada de pan normal (sin exagerar los carbohidratos) y sin tener la necesidad de salir a comprar un pan bajo en carbohidratos.

Sustituir el pan multigrano por un pan bajo en carbohidratos, bajaría mi desayuno a cuatro carbohidratos en lugar 15. Un aspecto que hay que tener en cuenta es el costo. Un pan bajo en carbohidratos es tres veces más caro que una barra de pan normal.

Mi Nuevo Desayuno

DESAYUNO	DESAYUNO NUEVO
3 Huevos revueltos	3 Huevos revueltos
3 tiras de tocino	3 tiras de tocino
Salsa (4 cucharas)	Salsa (1 cucharada)
2 Rebanadas de pan agrio	Low carb tortillas 1/2
Mantequilla	Mantequilla
alea de moras azules	Jalea de moras libre de azúcar
Pan de Dulce	1 Rodaja de tostadas de pan multigrano
Zumo de naranja	Té condimentado
Café	Café
128 Carbohidratos	**15 - 20 Carbohidratos**

Huevos revueltos Pepe's

En mi búsqueda para extraer el máximo sabor a los ingredientes que uso para preparar una comida y tener una agradable experiencia tome el clásico desayuno - huevos revueltos con tocino y pan tostado.

Esta es mi versión de esta llenadora y rápida comida con sólo dos carbohidratos por porción. Añádele dos carbohidratos más si le echas salsa.

Me parece importante que cuando llega la hora de comer me gusta que todos los ingredientes estén listos al mismo tiempo. A veces mientras esperas por uno de los ingredientes que se caliente los demás se enfrían y la experiencia no es la misma.

50 Carbos

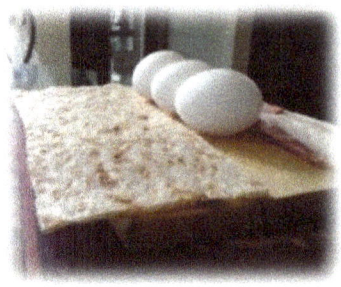

Ingredientes

3 Huevos grandes
2 tiras de tocino
1 porción de Lavash
    1 Cucharada aceite vegetal
    Sal y Pimienta

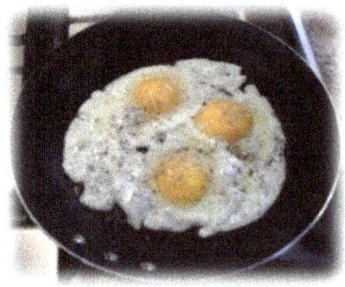

Calienta el aceite en un sartén de 12 pulgadas anti adherente. Una vez que está caliente, rompe los 3 huevos en el sartén, tal y como si fueras a preparar huevos estrellados. Añade sal y pimienta al gusto. Deja que la parte blanca (clara) se cocine, utiliza la espátula para abrir canales y hacer que las claras se cocinen primero antes que las yemas sin perturbarlas.

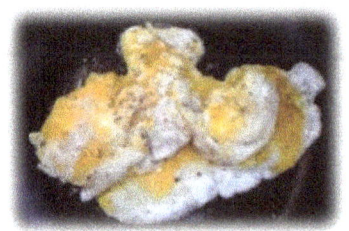

Una vez cocidas las claras, rompe las yemas y revuelve los huevos con la espátula. Sigue cocinando hasta que las yemas estén cocidas a tu gusto.

Mientras que los huevos se cocinan, cocina el tocino. Pon el lavash en la tostadora. Si te gusta el pan tostado crujiente (mi favorito) déjelo un ciclo complete en tu tostador o si desea que sólo este caliente, sácalo antes.

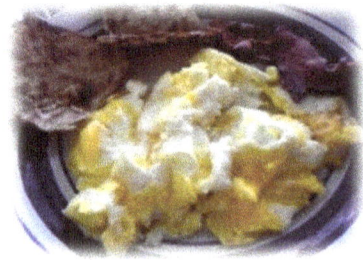

Este es, para mí la forma de obtener el máximo sabor de un huevo, me parece que la clara tiene poco sabor pero es importante para unir. Todo el sabor está en la yema. No me gustan mucho cuando quedan medio crudos, para mi gusto hay que cocinar la parte blanca del huevo primero y a romper la yema después y revolverlos. En mi opinión así se realza grandemente el sabor de los huevos revueltos.

Capitulo 11
Botanas

BOTANA DE MEDIA MAÑANA Y MEDIA TARDE

"Mi nombre es José, y me encantan las botanas.
Ya está, lo dije!

A las pocas horas después del desayuno y el almuerzo, mi cuerpo me llama y me dice: **"dame una botana!!!.**

Antes calmaba mi apetito con diferentes golosinas, un trozo de bizcocho, una galleta, un helado o una pieza de fruta (naranja, piña, manzana...). A veces me hacía un sándwich. Los bocadillos nunca fueron los mismos, pero una cosa ahora se: Consumía cuando menos alrededor de 50 hidratos de carbono "entre" cada comida.

Lamentablemente, la mayoría de las frutas que me encantan (mangos, higos, piña, manzanas, uvas, plátanos) son muy altos en carbohidratos. Una porción de 100 gramos contiene más de 30 gramos de hidratos de carbono.

Hay algunas frutas que tienen menos carbohidratos como son las moras, melones, sandías, melocotones, fresas y ciruelas. Una porción de 100 gramos contiene menos de 10 gr. de hidratos de carbono

Encontré un par de opciones que me ayudaron a controlar el hambre entre comidas y bajarlas de 50 carbohidratos a 10 carbs o menos.

Si estaba pensando en algo dulce me servía una taza de helado bajo en carbohidratos o me servía un plato con todo tipo de fresas, moras y crema batida aerosol. Si estaba motivado me preparaba este delicioso bocadillo, freía ligeramente la mitad de una tortilla baja en carbohidratos en mantequilla, le añadía fresas o moras, le untaba mermelada libre de azúcar y espolvoreaba unas cuantas nueces en la parte superior y quedaba algo así como una sabrosa crepa.

Si me apetecía algo salado, me servía una porción de humus con unos tallos de apio. Otras opciones podrían ser un trozo de queso, un pequeño trozo de pollo o un huevo hervido. Trato de no ir más de 8 carbohidratos.

GUACAMOLE JOSÉ

Esta es mi receta más célebre. No sé qué es lo que hace que la gente reaccione efusivamente. Después de la primera probada, hacen una cara graciosa y se ponen a bailar con un fuerte "Mmmmm... ". Le gusta realmente a la gente.

El guacamole es una gran elección para picar entre horas (aunque no lo creas, puedes utilizar chicharrones de cerdo como "tortilla chips" si es que deseas permanecer en el modo low carb). También lo puedes usar como guarnición para complementar cualquier tipo de carne. El guacamole es una manera fresca, rica y saludable de agasajar a tu cuerpo con combustible de alta calidad. Una porción de 4 onzas tiene alrededor de cuatro hidratos de carbono.

La gente siempre me pide la receta y nunca se las he dado. Es muy sencilla de hacer y esta es la primera vez que voy a revelar mi obra maestra!

50 Carbos

INGREDIENTES

1 aguacate Has grande
1/4 De cebolla blanca o amarilla
1 diente de ajo
Un racimo de cilantro (si utilizas solamente las hojas es mejor)
El jugo de 1 limón grande
1/4 Taza aceite de oliva virgen
2 Chiles serranos para iniciar
1/2 Cucharadita de sal

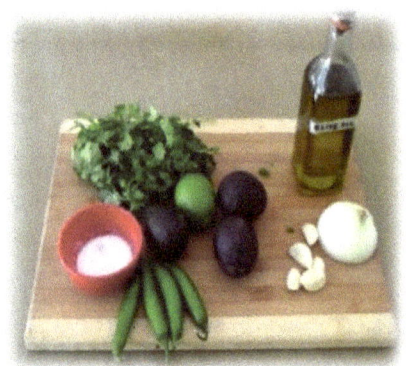

Este es un buen punto de partida. Si necesitas más sólo aumenta los ingredientes.

Echa todos los ingredientes menos el aguacate en el procesador de alimentos y muélelos hasta que la textura se vuelva tipo "pesto".

En este punto pruébalo y determina si le falta algo. Si esta demasiado seco ponle más aceite de oliva. Si no está lo suficientemente picante, puedes ponerle otro(s) chile serrano. Ponle más limón si es que está muy picante o si tiene demasiado ajo.

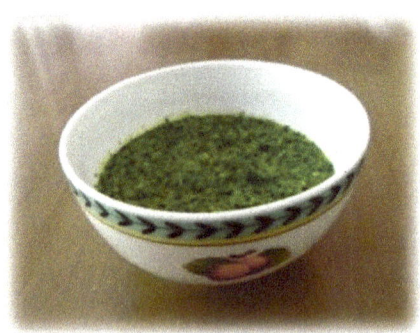

Si necesita más sal ponle más sal. Puedes seguir moliendo la mezcla una y otra vez en el procesador hasta que el sabor este perfecto.

Puedes preparar este "pesto" con un día de anticipación si es necesario. Sólo lo tienes que almacenar correctamente en tu refrigerador.

Cuando llega el momento de servirlo, corta el aguacate en pedazos pequeños y échalo en el pesto de guacamole, revuelve todo suavemente. DISFRUTALO!

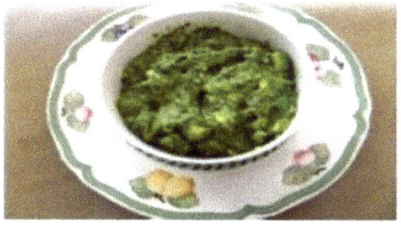 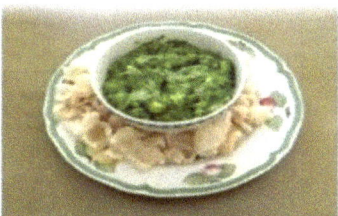

Jose's Guacamole. Usa chicharrones para darle un poco de crujido!

PAN DE LINAZA

Pan… mi comida favorita cuando estoy hambriento. Hay algo que sin él mis comidas se sienten incompletas. Siempre siento la necesidad de contar con un pedazo de pan o una tortilla para acompañar mis comidas. Es una pena que estén tan cargados de hidratos de carbono.

Recientemente he descubierto la harina de Linaza y sus increíbles propiedades. Si lees la información en la etiqueta en la parte lateral del paquete sabrás a lo que me refiero. Lo uso para hacer mis deliciosos panes "bajos en carbohidratos". La cantidad de carbohidratos que contiene una porción es prácticamente cero y el alto contenido en fibra ayuda enormemente para mantenerse regular.

Esta receta me permite satisfacer mi historia de amor con el pan sin romper el medidor de los carbs.

Con los mismos ingredientes, puedo hornear 3 diferentes tipos de panes. La única cosa que cambia son las charolas para hornear.

50 Carbos

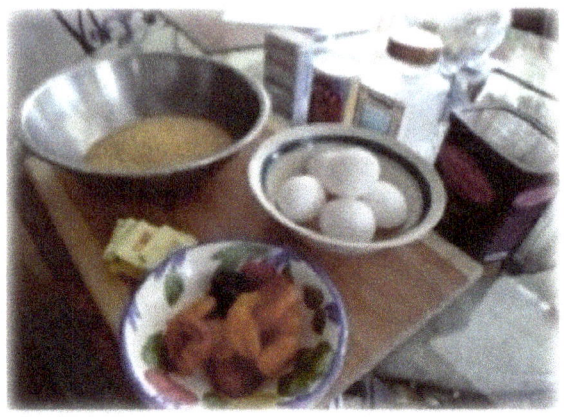

Ingredientes

Harina de linaza	2 Tazas
Polvo de hornear	1 Cucharada
Sal	1 Cucharada
Splenda	2 Cucharadas
Huevos	5 batidos
Aceite vegetal	1/3 De taza
Agua	1/2 Taza

Esta es la receta del pan básico utilizando sólo los ingredientes de arriba, una porción tiene menos de 1 gramo de carbohidratos. Aunque no es malo no hay nada demasiado excitante en el sabor, pero sirve muy bien para usarlo en sándwiches o en una comida donde el pan no es la estrella... mejora un poco si sazonas la masa con un poco de especias y hierbas.

Añadiendo los siguientes ingredientes hace que cada porción suba a 6 gramos o un poco mas, pero este pan se vuelve una delicia. Merece la pena para mí.

Botanas

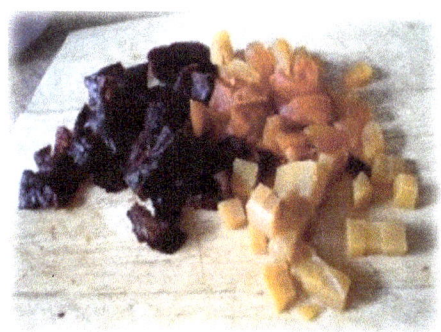

Frutos secos	60 Gr
Cacao en polvo sin azucarar	3 Cucharadas
Canela	1 Cucharada
Splenda	4 Cucharadas mas

Calienta el horno a 350 grados.

Pon todos los ingredientes secos en un recipiente y con una espátula mézclalos hasta que se todos los ingredientes se revuelvan de manera uniforme.

Corta la fruta seca en trozos pequeños y echa trozo por trozo al recipiente. Evitando que se agrupen.

Agrega el aceite, el agua y los huevos batidos. Mezcla todo suavemente, pero rápido con tu espátula hasta que todo esté mezclado de manera uniforme, formando una masa húmeda.

Sólo tienes alrededor de un minuto para mezclar la masa y hacer que se mantenga manejable.

Echa la mezcla en la bandeja que escogiste para hornear y ponlo en el horno a 350 grados de 25 a 30 minutos.

Una vez el pan horneado si deseas untarle una capa de crema de chocolate te recomiendo esta receta fácil.

8 Onzas queso crema batido
6 paquetes de Splenda
3 Cucharadas de cacao en polvo sin azúcar

50 Carbos

Bate todos los ingredientes bien a máquina o a mano hasta que agarre un color uniforme de chocolate. Está lista para ser untada en cualquiera de estos panes y sólo le agrega dos carbohidratos por porción.

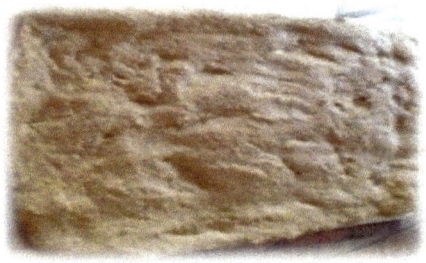

"Pan Focaccia Tipo" asada en bandeja de 1/2 hoja, recomendable para sándwiches!

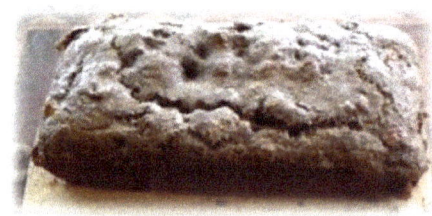

"Bizcocho" horneado en una bandeja para hornear pan o pasteles de carne molida.

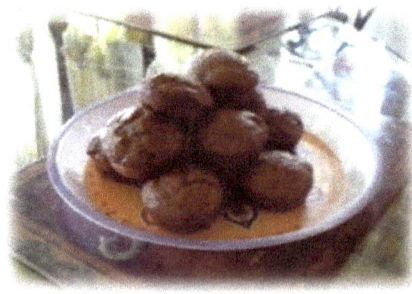

"Pastelitos" horneados en una bandeja para 12 pastelitos

Me encanta cortar estos deliciosos pastelitos por la mitad y ponerlos en la tostadora de pan por un ciclo. Me gusta comerlos con una buena taza de café. Ideal para el desayuno o bocadillo de media tarde.

Botanas

SALSA VERDE CON AGUACATE

Ingredientes

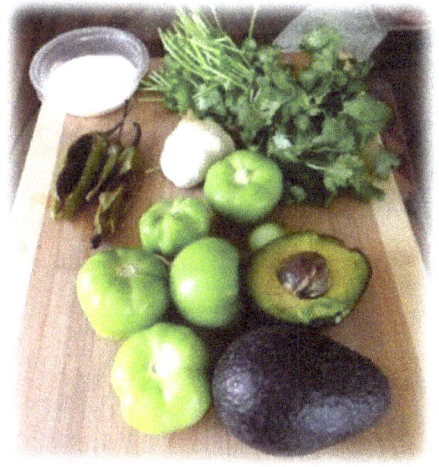

4 tomatillos sin cascara, lavados y cortado en trozos
1 diente de ajo grande
4 chiles serranos
1 racimo de cilantro picado
1 aguacate sin cascara y hueso, cortado en pedasitos
Sal

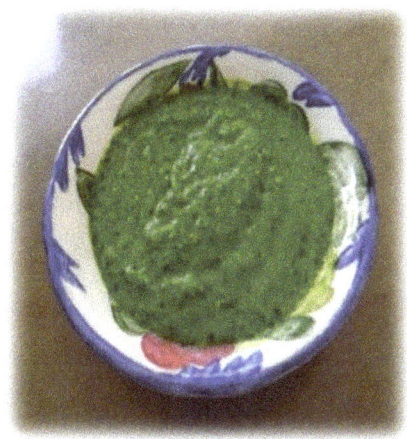

En la licuadora o procesador de alimentos, combina todos los ingredientes hasta que todo este molido, pruébalo y ponle lo que le falte, pon la mescla en un recipiente y disfrutalo.

SALSA NEGRA

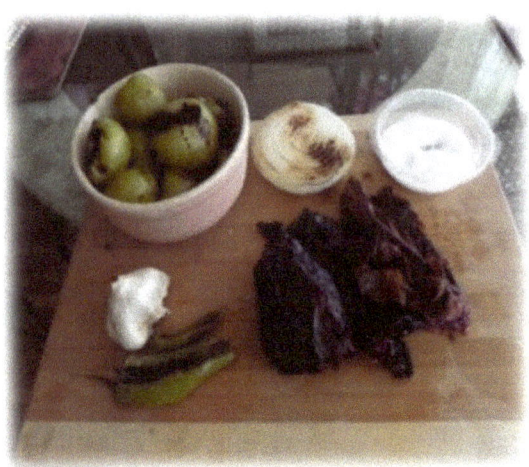

4 tomatillos asados cortado en trozos
4 dientes de ajo grandes
4 Chile pasilla y 4 chiles guajillo, asados, rehidratados en agua caliente por 30 minutos, sin semillas y cortados en trocitos
4 chiles serranos asados
1/3 cebolla asada
1/2 tasa de agua
Sal

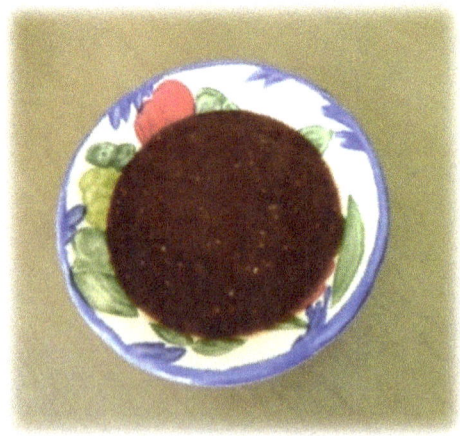

En la licuadora o procesador de alimentos, combina todos los ingredientes hasta que todo este molido, pruébalo y ponle lo que le falte, pon la mescla en un recipiente y disfrutalo.

Botanas

Hay muchos bocadillos bajos en carbohidratos en los mercados especializados. Ahí encuentras desde galletas hasta pasteles - lo que se te antoje. Como he dicho antes hay que estar siempre dispuestos a pelear contra el hambre y pegarle duro en los cojones. Si puedes abastecer tu despensa con productos bajos en carbohidratos, hazlo.

Capitulo 12
Almuerzo y Cena

ALMUERZO

El peor chiste.
"Knock, knock."
" ¿Quién es? ".
"EL HAMBRE, y traigo puesto un protector de cojones!"

Después de pocas horas después del desayuno, mi cuerpo estaba listo para otra gran comida. Por lo general yo camino (ok, manejo) a un restaurant que tienen todo tipo de hamburguesas y sándwiches en el menú.

Mi elección siempre era una hamburguesa doble con patatas fritas, mucho cátsup y un pastelito de moras azules con helado de chocolate. Esta combinación tiene mas de 150 hidratos de carbono. Esto hace que mi conteo de carbohidratos se fuera a más del doble de mi presupuesto diario y estaba sólo a medio camino de mi día.

Mi Nuevo Almuerzo

Me di cuenta de que para permanecer en el programa de 50-carbohidratos al día, mi almuerzo le tenía que asignar solamente 10 hidratos de carbono en esta comida.

Podía comer cualquier tipo de carne (0 carbs), con una guarnición de guacamole o verduras a la brasas o una porción de humus (alrededor de 5 carbs). Añadiendo una tortilla baja en carbohidratos (3 gr.), si le buscaba mi almuerzo podría solamente tener 10 gramos de carbohidratos o menos en lugar 150 gramos.

Me despedí de mis amigos del restaurante de las hamburguesas y le

Almuerzo y Cena

dije hola a mi cocina. Comencé a preparar mí comida - almuerzo y cena por adelantado. Cocinaba lotes de sopas y guisos de cuatro a ocho porciones. Cada ingrediente era cuidadosamente calculado para hacer que cada porción tuviera no mas de 10 hidratos de carbono. Preparando mi comida en esta forma me permitió tener acceso inmediato y sano a comidas deliciosas.

Aquí está un ejemplo de lo fácil que es preparar y de disfrutar de buena comida.

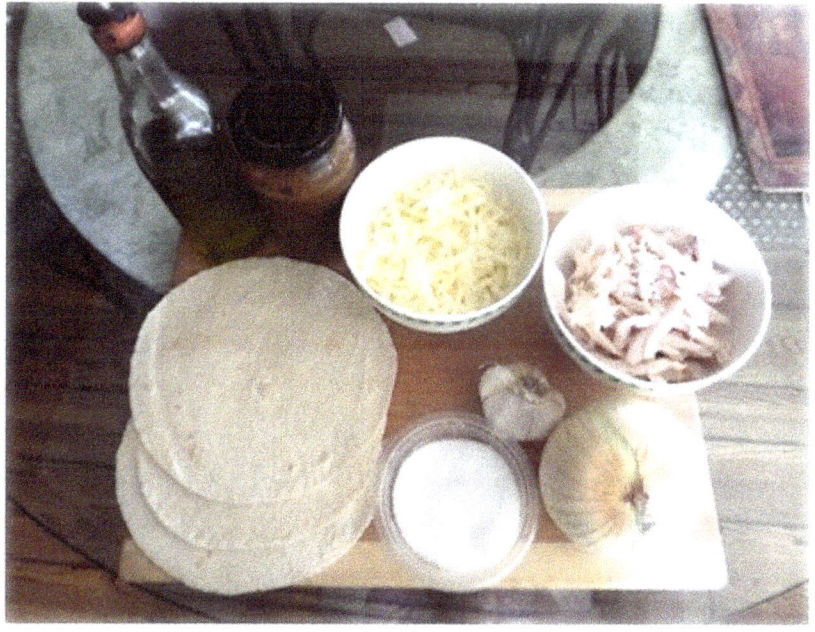

"Chilaquiles negros" cazuela
(4 Porciones)

- 4 Low carb tortillas cortadas en tiras y fritas
- 1 Mitad de pechuga de pollo desmenuzado, cocidos
- 1 taza de salsa negra (ver receta)
- Queso Monterey o mozzarella
- cebolla y ajo cortados en trocitos

La preparación de este plato es muy similar a la de "Lasaña".

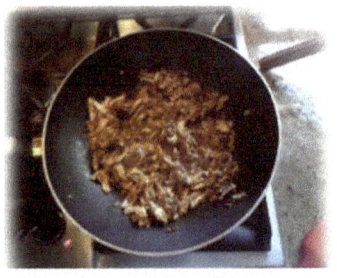

Ensambla la primera capa con la mitad de las tiras de las tortillas fritas, echa la 1/2 del pollo desmenuzado que antes fue frito con cebolla, ajo, salsa negra y ponle la 1/2 del queso mozzarella, construye una segunda capa con los mismos ingredientes.

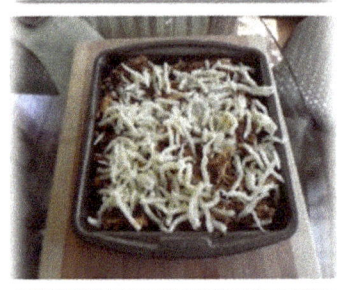

Calienta el horno a 350 grados y hornea la charola hasta que el queso se derrita por 20 minutos aproximadamente.

Cortala en cuatro partes iguales.

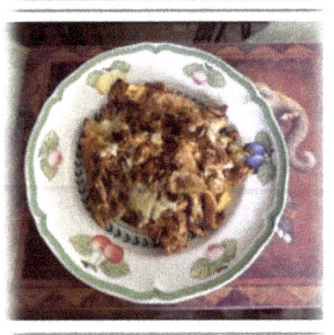

Normalmente yo me como una porción recién salida del horno y las otras tres las guardo en la nevera. Ahora tengo tres porciones de algo delicioso que ya está listo para comerse cada vez que lo necesito. Lo caliento en el microondas lentamente (50% de la potencia) por unos minutos y queda muy bien.

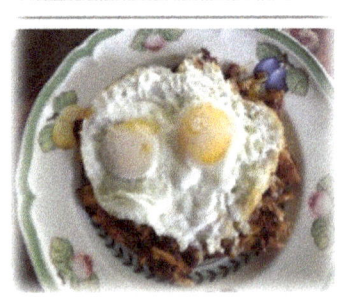

Si tengo mucha hambre, a veces le monto un par de huevos fritos encima. Este sigue siendo uno de mis platos favoritos y aun así su contenido es menos de 10 carbohidratos por porción.

Almuerzo y Cena

Ensalada

¿Qué tal esta la ensalada? Una porción de una buena ensalada cargado con tomate, cebolla roja, queso feta, manzana, unos arándanos secos, rábanos, repollo rojo y el aguacate rociados con un poco de aderezo Ranch, Italiano o Griego contiene en total alrededor de 12 hidratos de carbono.

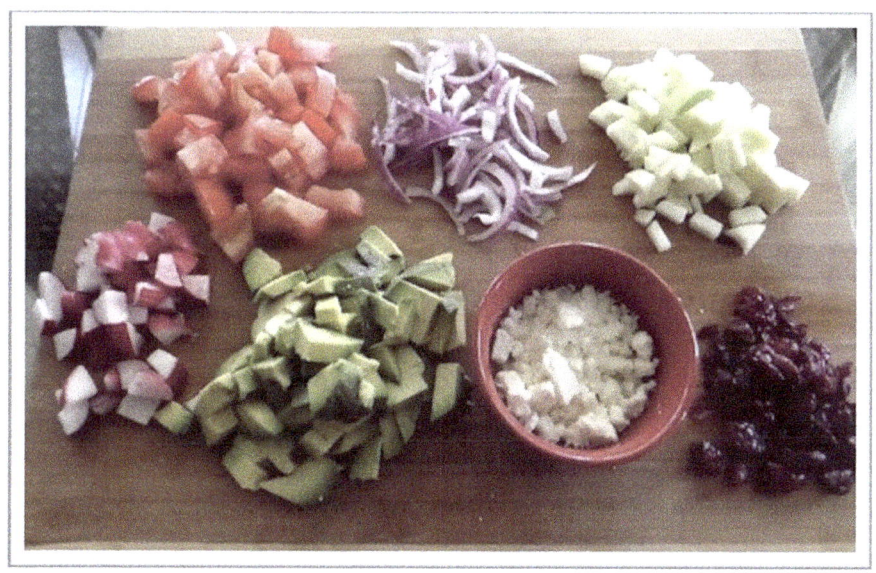

Añade cerca de 4 oz (120 gr) de pollo, bistec o una lata de atún y tienes una sana comida enfrente de ti. Te va a encantar. Tu cuerpo te lo agradecerá. Esta ensalada fácilmente se puede convertir en almuerzo o cena.

A quien no le gusta la LASAGNA???

Yo creo que la palabra "lasaña" significa decir "sí, por favor" en algún idioma. La amo tanto que tuve que hacerla parte mi vida. Así que decidí hacer unos pocos cambios y BOOM! - Aquí está! He sustituido la pasta por rodajas de calabaza y cada vez que la hago digo "Gracias, Amigo!".

RECETA DE LASAÑA DE CALABASITAS CON CARNE

Esta es una receta muy sencilla que me preparo muy a menudo, muy parecida a la de los "chilaquiles negros" Es deliciosa, un plato bajo en carbohidratos preparado en lotes de cuatro u ocho porciones, con sólo seis gramos por porción, la puedes almacenar en tu refrigerador y es fácil de calentar en el microondas, si buscas comida instantánea aquí esta.

Ingredientes para una bandeja de 8 porciones

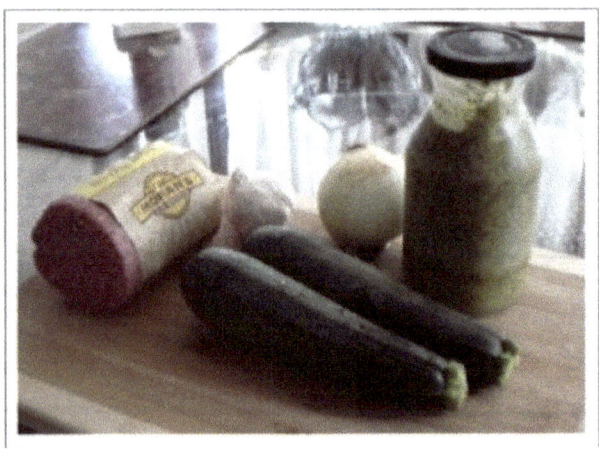

Carne molida   2 Libras (1 kilo)
Calabacitas   4 Frutas cortadas en
                      rodajas horizontales
Cebolla amarilla   1 Pequeña
El ajo   4 dientes
Salsa (negra, verde o roja) 1 Taza
Sal y pimienta   Al gusto
Aceite vegetal   4 cucharadas
Queso Monterey o mozzarella   8 Onzas (200 gr.)

Poner el aceite a calentar en una sartén grande.

Corta la cebolla y el ajo en pequeños trozos, échalos en el sartén caliente y déjalos cocer por un par de minutos. Cuando la apetitosa fragancia del ajo y la cebolla invada tu cocina, justo antes de que comience a ponerse marrón, indica que llego el momento de añadir la carne molida. Fríe todo junto, agrégale sal y pimienta al gusto, mezcla bien todos los ingredientes y déjalos cocinar hasta que estén listos.

Después de unos pocos minutos la carne suelta todos los jugos que están cargadas de sabor.

Continúa la cocción por unos minutos más para que los jugos se reduzcan un poco mas. Ahora es el momento de añadir la salsa.

Deja cocer todo junto por unos minutos más. Antes de que lo apagues, verifica que el sabor este bien y añade más especias si esto fuera necesario. Déjalos cocer hasta llegar a una consistencia espesa "no demasiado caldosa" para untarla como uno de los dos capas de la lasaña.

Mientras tanto corta las calabacitas en finas capas largas.

Antes de empezar a ensamblar las 3 capas en mi charola de 14" por 8", Como una idea de último minuto se me ocurrió agregarle lavash -

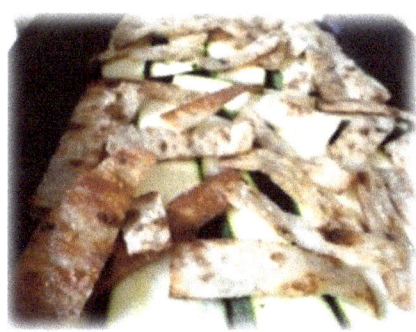

un delicioso pan Iraní muy bajo en carbohidratos, fácil de encontrar en mi mercado local. Corte el lavash en tiritas y lo freí para agregarle crujido a mi platillo y se convirtió en mi cuarta capa, agregándole solamente sólo 2 gr. más de carbohidratos por porción.

Fija la temperatura del horno a 350 grados, es el momento de hornear la lasaña.

50 Carbos

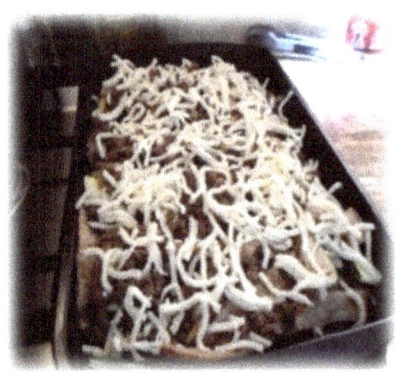

Divide todos los ingredientes en dos partes.
Cubre el fondo de la charola con la primera 1/2 de las calabacitas
Esparce la 1/2 de las tiras de lavash (opcional)
Esparce la 1/2 del ragú de la carne
Espolvorea la 1/2 del queso

Repite otra vez la capa y pon la bandeja en el horno a 350 grados por 25 minutos

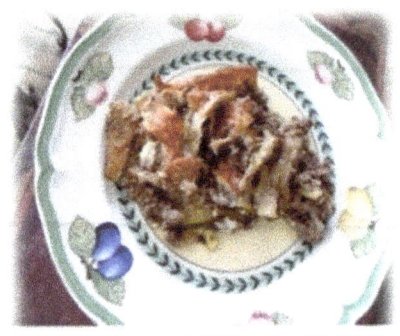

Servir
Una vez que este platillo se ha cocinado, déjala descansar unos minutos hasta que alcance la temperatura ambiente, corta la lasaña en ocho porciones con siete gramos de carbohidratos por porción aproximadamente.

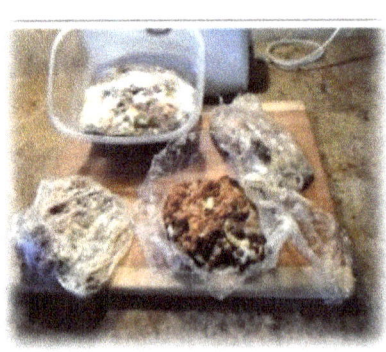

Almacenamiento
Envuelve individualmente las porciones en papel de plástico y almacénalas en un envase de plástico en el refrigerador.

Cuando estoy hambriento tomo uno de estos paquetes y lo caliento en el horno microondas durante cuatro minutos a 50% de la potencia.

Sácale partido a tu tiempo en la cocina.

Almuerzo y Cena

Es de gran ayuda contar con lotes de cuatro, seis u ocho porciones de guisados, postres, sopas o verduras. Cuando tengo que comer y no tengo tiempo para cocinar, mi comida esta lista en menos de 10 minutos. Lo más importante, me siento protegido ya que estos lotes de comida son como las balas que necesito en mi batalla contra el hambre.

Capitulo 13
Ollas y Sartenes

LA HERRAMIENTA CORRECTA PARA EL TRABAJO

Recomiendo encarecidamente el uso de los utensilios adecuados para cocinar tus comidas. Lo cual mejora notablemente el sabor de la comida y el terminado tiene un aspecto mas apetitoso. Estas son algunas de las herramientas que uso para cocinar mis comidas.

SARTEN DE ACERO INOXIDABLE DE 12 PULGADAS

Mi sartén favorito para freír cualquier tipo de carne es un sartén de

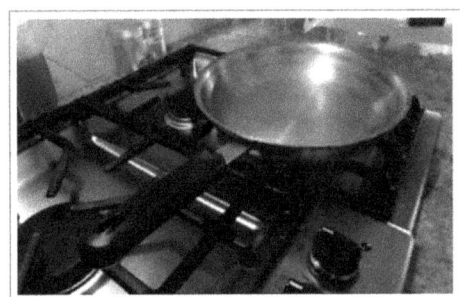

12 pulgadas de acero inoxidable. Lo utilizo para freír todo, desde salmón, chuletas de cerdo, pollo, carne de res, tocino y muchos más. Veo que muchos de los grandes chefs usan el mismo tipo de sartenes en restaurantes finos o en programas de televisión de cocina.

Tiene algo este sartén que hace que la comida y sobre todo la carne libere todos los sabores escondidos que guarda y la deja deliciosa. Sella el alimento de una manera que le deja una apetitosa costra externa. Después de levantar la carne de la sartén puedes raspar la parte inferior con algún líquido (vino, caldo de pollo) y allí tienes una deliciosa salsa delicada para tu platillo. Todos los deliciosos sabores terminan en tu plato y nada se desperdicia. A mí me hace sentir como si estuvieras comiendo en un restaurante de lujo. Al principio en un sartén nuevo la comida se pega pero después de unos cuantos usos, desarrolla un recubrimiento anti-adherente natural.

Ollas y Sartenes

RECORDATORIO IMPORTANTE...

Recuerda que siempre hay que darse suficiente tiempo para cocinar sin prisa la comida, sobre todo carnes. No es bueno darles vueltas y vueltas.

Después de condimentar un filete con algún tipo de especias, cocino un lado por 5 minutos (dependiendo del grosor de la carne) para "término medio" y esta es la que se conoce como la cara de presentación.

Le doy la vuelta al otro lado y lo dejo freír un minuto menos que en el otro lado. Saco el filete del sartén y lo dejo descansar. Mientras tanto le tiro un chorrito de vino al sartén para despegar las costras que quedan en el fondo del sartén, se combinan con el sabor del vino (blanco si es pescado y rojo si es res) quedando una sabrosa salsa ligera pero llena de sabor que eleva la experiencia aun más. Este es un agasajo, sin usar muchos carbohidratos.

SIGUIENTE - LA PLANCHA DOBLE!

Mi siguiente sartén favorito es este sartén de plancha doble. Antes de descubrir el sartén de acero inoxidable este era mi "caballo".

Me encanta el hecho de que yo pueda cocinar dos platillos al

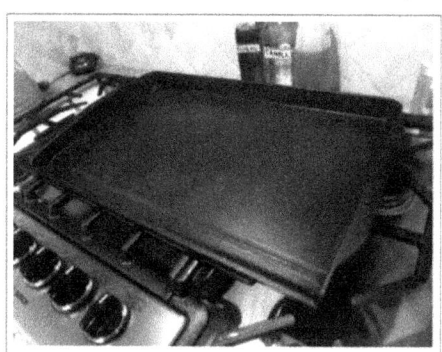

mismo tiempo en el comal. La pongo encima de dos de los quemadores de mi estufa. Se ajustan perfectamente y me da la opción de controlar el calor de cada lado independientemente. Este es el único tipo de sartén que me da texturas y sabores similares a los de los "restaurantes profesionales" pero en casa.

Puedo cocinar mi carne en uno de los dos lados y puedo cocinar otras cosas como cebollas, pimientos y patatas en el otro lado. Es genial para el desayuno, puedes cocinar huevos, panqueques, tocino, incluso quesadillas al mismo tiempo.

Me encanta hacer "tortillas sudadas" de esta forma. Tomo un filete de mi carne favorita, la salpico de especias y lo corto en pequeños trozos y lo tiro a la plancha. En el otro lado pongo algunos vegetales picados, pimientos, cebollas. Después de un par de minutos le pongo encima un par de tortillas para cubrir la carne mientras termina de cocerse y me aseguro de que la tortilla absorba algo de los jugos de la carne.

Pongo las tortillas sudadas en un plato, le echo carne y verduras, le agrego una cucharada de mi guacamole o salsa... wow!!.. No puedo decirte que maravilloso e intenso es el sabor de este bocadillo.

Es como irme al cielo cada vez que me siento a comer este sencillo manjar.

Esta comida aterriza en unos 70 carbohidratos por porción. Bajo el plan de los 50 carbohidratos puedo utilizar en vez de una tortilla regular, una tortilla baja en carbohidratos (o la mitad si quiero llenar más pronto el "cochinito" de los carbs). Lo relleno con vegetales que cocine en el otro lado y esta porción tiene menos de 10 carbohidratos.

Esta suculenta botana es para mí algunas veces almuerzo o cena y créeme, no me importa en lo absoluto.

Dile "hola" al poderoso Horno Holandés

No hay mejor método para cocinar lentamente los alimentos que hacerlo en esta olla.

Ollas y Sartenes

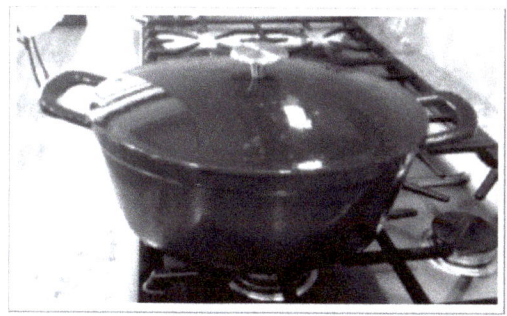

Platillos como la sopa de pollo y otro tipo de sopas, salsas y guisos son sólo algunos de los muchos platos que salen deliciosos en esta olla. La tapa es muy pesada y no permite que ningunos de los sabores se escapen. Todo se queda en el interior, donde deben de permanecer!

Sopa de pollo (6 porciones)

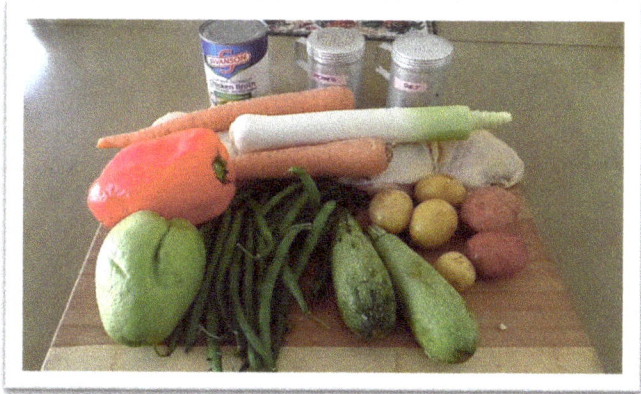

Ingredientes
6 Piezas de pollo (mejor con huesos y piel)
1 Puerro picado muy fino
2 Zanahorias picadas
2 Tallos de apio picados
1 Puñado de judías verdes
1 Pimiento rojo cortado
4 Tazas de caldo o consomé de pollo
Sal y pimienta al gusto
Siéntete libre de añadir más verduras como patatas, chayote,

calabaza, maíz, garbanzos si lo deseas.

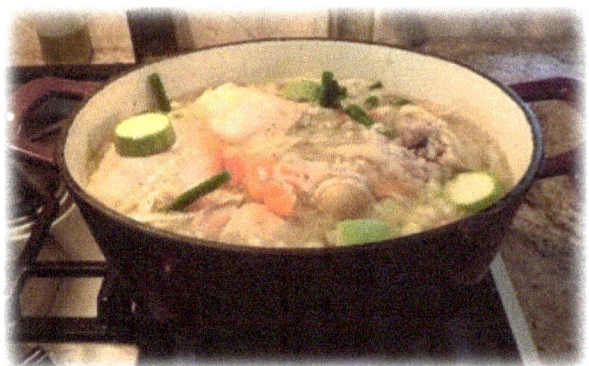

Echa todo junto en esta olla y ponla a hervir robustamente por un par de minutos, reduce la llama y déjalos cocer a fuego lento por lo menos una 1 hora.

Eso es todo! Calientito, delicioso y listo para comerse, perfecto para esos días fríos.

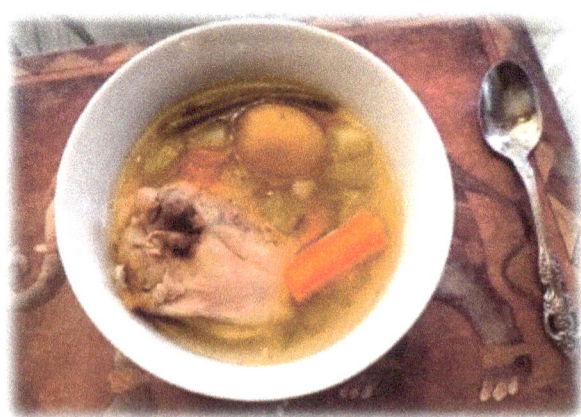

Según mis cálculos, un plato sopero grande con caldo de pollo con verduras y una pierna y muslo tiene aproximadamente 10 gramos de carbohidratos.

Ollas y Sartenes

Pepper Steak

Este es otro favorito de la familia, perfectamente diseñado para el poderoso Horno Holandés.

Ingredientes

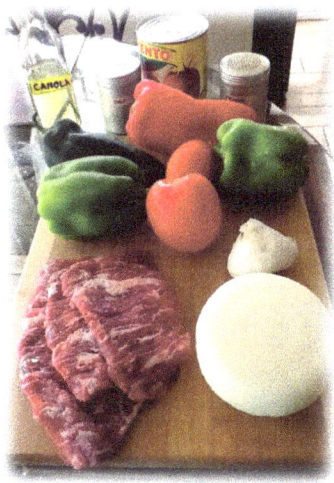

1 Libra (1/2) kilo) de carne cortada en trocitos
1/2 cebolla picada
4 Dientes de ajo picados
1 Pimiento verde cortado en trozos pequeños
1 Pimiento rojo cortado en trozos pequeños (opcional)
4 Chiles serranos picados en trozos pequeños
1 Lata de salsa de tomate
2 Tomates ciruela sin cascara (opcional)
Sal y pimienta al gusto

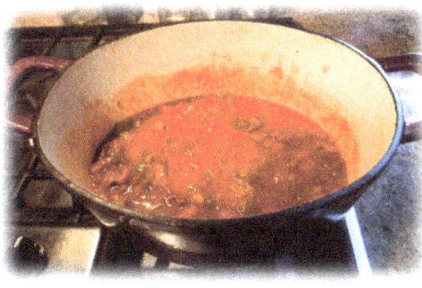

Comienza por freír las cebollas por un par de minutos. Agrega el ajo y déjalos cocinar juntos otro par de minutos. A continuación, añade los pimientos, déjalos cocinar durante unos minutos más. Ahora, agrega la carne y deja que todo se siga friendo hasta que la carne haya liberado todos los jugos. Añade la lata de la salsa de tomate y los tomates sin cascara. Cuando empiece a hervir baja la llama a fuego lento y déjalos que se cuezan al menos por 1 hora.

50 Carbos

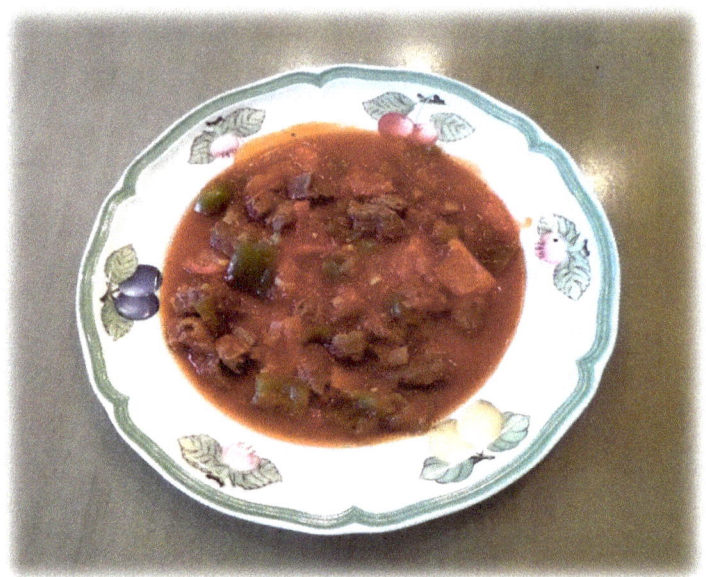

Sírvelo con pasión!

Capitulo 14
Fuera de Casa

CUANDO EN ROMA...

El viejo dicho "La casa es el castillo de un hombre " pudo haber sido aceptado hace tiempo, pero conozco a un montón de mujeres que dirían "no se puede José!" Estoy cambiando este dicho un poco y ahora es "la cocina es el fuerte de este hombre ". Dale tiempo - se pondrá de moda!

Tengo control sobre lo que sucede dentro y fuera de mi "fuerte". Pero, ¿qué sucede cuando me aventuro por otras tierras, donde los fuertes son diferentes y los alimentos son preparados de otra manera? Fiestas, restaurantes, reuniones familiares, festivales de música, incluso un viaje al centro comercial puede tener trampas y tentaciones ocultadas dirigidas a descarrilar mi vocación por el programa de los 50 Carbs.

Sin duda, mi fuerza de voluntad se pone a prueba.

Sigo algunas prácticas sensatas básicas para permanecer fiel a mi plan. Tengo que recordar alejarme del pan, salsas, pastas, pizza, arroz, frijoles, tortillas, papas, bebidas dulces, tortas, y algunas frutas. Tan sólo una porción de uno de estos productos puede llevarse todo mi presupuesto de carbohidratos de un día entero.

Cuando estoy comiendo en un restaurante busco ensamblar una comida decente en torno a 20 hidratos de carbono. Creo que no está nada mal cuando te encuentras fuera de tu dominio.

Miro a el menú y busco las opciones de carnes a las brasas o al horno. Pollo siempre hay. Pido una guarnición de verduras como brócoli, Coliflor, zanahorias, le añado sal, pimienta y algunas gotas de aceite de oliva, tabasco o 2 cucharas de salsa si tienen y listo.

50 Carbos

Para no sentirme privado, a veces cargo conmigo una porción de 8-pulgadas de lavash (Pan Iraní) plegada en una pequeña bolsa de plástico. Su aspecto y sabor es como el de una tortilla de harina cuadrada, muy sabrosa, acompaña perfectamente mi comida, mientras que cada porción sólo me cuesta 2 carbohidratos.

Ocasionalmente pido un bistec con una papa al horno, con sal, pimienta y mantequilla, me como solamente la mitad de la papa (14 carbohidratos). Muchas veces con solo una cuarta parte es suficiente(7 carbohidratos).

Para postre busco un plato de fruta con fresas, moras y crema batida (5 gramos).

Por lo tanto, si sabes cómo ordenar, una comida decente, común en la mayoría de los restaurantes la puedes ensamblar con 20 hidratos de carbono o menos. No hay sufrimiento aquí!

A veces me siento frente a un sándwich o hamburguesa como mi única opción. No hay problema. Reconstruyo esta comida. Primero separo toda la carne en el pan. Limpio el pan y lo cortó por la mitad. Desecho una mitad y vuelvo a ensamblar el sándwich de nuevo con la mitad del pan restante. Le regreso toda la carne al pan. Le pongo un poquito de los rellenos; generalmente escojo las verduras que no tengan muchos carbohidratos como lechuga, pimientos y aguacate (el relleno). Antes de que te des cuenta aquí tienes un sándwich que puedes comer! Si puedes hacer lo mismo con tan sólo una cuarta parte del pan, es aun mejor, te ahorras por lo menos ocho carbohidratos más.

Esto reduce los carbohidratos de mi sándwich de 50 a la mitad o a una cuarta parte. Y salgo del restaurante sintiendo que comí una hamburguesa ... sin trucos.

Desarrolle este tipo de alimentación basada en mi propio tipo de vida y alrededor de lo que estoy acostumbrado a comer. Yo creo que cualquiera puede hacer lo mismo y crear sus propios menús con los alimentos que están acostumbrados a comer. Sólo tienes que registrar lo que comes en la aplicación de tu teléfono. Investiga cuantos carbohidratos tienen los productos que usas. Están demasiado altos? Usa una parte menor, busca sustituirlo o eliminalo de tus opciones.

Aquí están algunas sugerencias adicionales que encontré durante mi búsqueda de cómo hacerle frente cuando hay que comer fuera

- Tienes idea de lo que el restaurante ofrece antes de ir?

- Internet - muchos lugares ponen sus menús en sus páginas web, junto con información acerca de las opciones que tienen para diferentes tipos de necesidades de comida.

- Buscar lugares que sirven comidas a la carta. Esto puede ayudarle a mezclar y combinar los alimentos que se adapten a tu plan de los 50 Carbs.

- Hazle saber a tu mesero de que estás siguiendo un plan bajo en carbohidratos. Restaurantes quieren que sus clientes tengan una buena experiencia y a menudo ellos hacen sugerencias y sustituciones en función de tus necesidades. Puede que esto no suceda siempre, especialmente en restaurantes que están siempre llenos, sigue adelante con la conversación.

- Evitar platillos preparados con salsas muy condimentadas o empanizados

- Evitar todo lo que este frito.

- Verduras frescas en lugar de patatas fritas.

- Las ensaladas se pueden convertir en deliciosas comidas cuando le agregas un poco de carne o pollo.

- Pide un omelet, lleno de verduras bajas en carbohidratos como las espinacas o champiñones.

- **Pon la canasta del pan en otra mesa!**

50 Carbos

Recuerde que el objetivo es crear un menú de 50 carbohidratos de comidas para el día con todos los ingredientes que has elegido para tu programa personal. Me pareció menos estresante saber lo que yo podía comer durante el día. Sólo intercambiaba mis opciones y hacía que cada día fuera un poco diferente.

Capitulo 15
Notas

SABOR SABOR SABOR

He notado algo interesante cuando me siento a comer la misma comida pero preparada de forma distinta. Una versión preparada normal (leer: aburrida!) y otro preparada con alguna chispas (leer - deliciosa). El plato normal a veces me deja con hambre y mi cuerpo pide comida más pronto.

El mismo plato cuando lo sazono con el sabor que dan las especias y condimentos agregándole muy pocos carbohidratos, hace que mi comida sea mucho más sabrosa y esto mantiene a mi cuerpo feliz por un tiempo más largo.

Me pillo utilizando los condimentos básicos como la sal, la pimienta, comino molido y especias picantes para agregarle a la comida un poco más de sabor. No hay nada mejor que la vieja amiga, la cebolla, los pimientos y el ajo son obligatorios en la mayor parte de mis comidas. chiles serranos, chiles secos, pimientos rojos y orégano están en la lista corta. Tengo varias mezclas de especias para untarlas en las carnes, mi preferida es la pasta que preparo para marinar las carnes echa con chile pasilla y chile guajillo, el famoso adobo que le agregan un increíble sabor ahumado a cualquier tipo de carne o pescado.

Para un giro dulce, toma un poco de endulzante artificial y unas gotas de jarabe de coco libre de azúcar y rocíeselo a frutas como melón, fresas y nectarinas. Sirve para cualquier fruta que no este del todo dulce o lo suficientemente madura, esto la convierte de buena a excelente.

50 Carbos

MATEMÁTICA SIMPLE

Mi estrategia es consumir sólo 50 carbohidratos en un día. Fue esencial para mí familiarizarme con la "Diabetes App" y poder encontrar la manera más rápida y sencilla para registrar con precisión el contenido de mis comidas. Introduciendo las porciones correctas de comida en cada comida es el boleto ganador.

Para obtener mejores comidas mientras me encontraba adentro del programa de los 50 carbohidratos al día, aprendí a dividir las porciones y registrar el número correcto.

Por ejemplo, si quiero ponerle manzana a mi ensalada y utilizo sólo un trozo de la manzana, registro en la app. solo una rebanada (1/8 de una manzana) en el conteo de carbohidratos de la ensalada, no toda la manzana.

Una buena porción de ensalada puede ser construida con 12 hidratos de carbono. Si agrega 3.5 onzas (120 gramos) de cualquier tipo de carne a la misma ensalada, aquí tiene una sana y deliciosa comida que no le agrega mas hidratos de carbono a tu presupuesto.

PREPARATE

Me parece muy importante estar siempre preparados con alimentos que puedas comer inmediatamente.

Cuando me quedo atrapado con hambre sin mi comida especial, la lucha por lo general se hace mucho más difícil.

La mejor manera en que puedo describir la situación es como no tener balas para el arma que utilizas para luchar contra tu enemigo, EL HAMBRE. De repente, aparece y tú y tu fuerza de voluntad tienen una batalla real en las manos!

A menudo me cocino lotes de dos, cuatro o más porciones de alimentos como sopa de pollo, cazuelas, platos de carne y postres que se pueden envolver y guardar en mi nevera, listo para calentarse y servirse en cualquier momento. La belleza de esto es que siempre tengo comida deliciosa, con un valor aproximado de 10 carbohidratos por porción listo para servirse. Esto me da mucha seguridad; es como tener el arma perfecta a mi alcance cuando el enemigo, EL HAMBRE - aparece!

CARBO MONEDAS

He aprendido a preguntarme cada vez que me siento a comer: " ¿es necesario comerme todo lo que tengo en el plato que está enfrente de mí? ". Algunas veces me reto a dejar algo de la porción que está servida en mi plato. Muchas veces la mitad de una porción es suficiente para quedar satisfecho y así me ahorro la mitad de carbohidratos que tiene ese platillo. Todo lo que dejes en el plato cuenta a tu favor, entre más baje el consumo de carbohidratos más rápido el peso desaparece.

Comparo este ejercicio como cuando pongo las monedas que traigo en el bolsillo en una "cochinito". Antes de que me dé cuenta, el cochinito está lleno de monedas - con más de $100.00 dólares que los puedo gastar como yo quiera.

Este cochinito lleno de "carbohidratos sin utilizar" se acreditan hacia una pérdida de peso más rápido. Créeme, es un ejercicio divertido!

Tu no tiene que usar todos los carbohidratos en tu cuota durante el día. Si estas satisfecho - entonces estas satisfecho!

Capitulo 16
Prepárate Para Despegar

PREPÁRATE PARA DESPEGAR

Antes de despegar en el programa de los 50 Carbs, recuerda el concepto; vas a darle a tu cuerpo el enfoque y calidad de tiempo que necesita para estar en buena forma. Hazlo prioridad y vas a ser muy feliz con los resultados.

Piensa como un piloto que se prepara para un largo viaje. Antes de su despegue el avión debe de tener un destino a donde ir y un plan de vuelo para llegar a ese destino. Sabe que hay que hacer una serie de paradas para cargar combustible. Antes de que el avión despegue hay que inspeccionar el exterior, checa todos los instrumentos en el panel y se aseguras de llevar un kit de supervivencia en caso de emergencia. Está preparado.

Por lo tanto, vamos a hacer nuestro propio chequeo de pre - vuelo.

Destino

Descubre cual es el objetivo de tu primera parada. Utiliza la tabla de peso/altura que está aquí, busca el peso más alto para personas de tu tamaño y género en la tabla, ponte como tu primera meta alcanzar el número más alto para tu estatura en la tabla. Averigua cuánto peso necesitas bajar para llegar allí. Este es su primer destino.

Tabla de Peso y Altura por Género

La siguiente gráfica es una buena referencia que representa peso ideal y su rango de acuerdo a tu altura y tamaño de osamenta. Está dividido por géneros, las mujeres a la izquierda y los hombres a la derecha.

WOMEN				MEN			
Height	Frame Size			Height	FrameSize		
Ft. In.	Small	Medium	Large	Ft. In.	Small	Medium	Large
4'10"	102-111	109-121	118-131	5'2"	128-134	131-141	138-150
4'11"	103-113	111-123	120-134	5'3"	130-136	133-143	140-153
5'0"	104-115	113-126	122-137	5'4"	132-138	135-145	142-156
5'1"	106-118	115-129	125-140	5'5"	134-140	137-148	144-160
5'2	108-121	118-132	128-134	5'6"	136-142	139-151	146-164
5'3"	111-124	121-135	131-147	5'7"	138-145	142-154	149-168
5'4"	114-127	124-138	134-151	5'8"	140-148	145-157	152-176
5'5	117-130	127-141	137-155	5'9"	142-151	156-160	155-176
5'6"	120-133	130-144	140-159	5'10"	144-154	151-163	158-180
5'7"	123-136	133-144	143-163	5'11	146-157	154-166	161-184
5"8	126-139	135-150	146-167	6'0"	149-160	157-170	164-188
5'9"	129-142	139-153	149-170	6'1	152-164	160-174	168-192
5'10"	132-145	142-156	152-173	6'2"	155-168	165-178	172-197
5'11"	135-148	145-159	155-176	6'3"	158-172	167-182	176-202
6'0	138-151	148-162	158-176	6'4"	162-176	171-187	181-207

Así es como yo la tome. Mido 5'9" (1.75 mts). Las tablas dicen que si tú tienes una osamenta pequeña, tu peso debe estar entre 142 y 151 libras (de 64.5 a 68.5 kg). Para una osamenta mediana, el rango es de 155 a 160 libras (de 70 a 72.5 kg). Una osamenta grande tiene un rango de 155 - 176 libras (de 70 a 80 kg.).

Cuando empecé pesaba 210 libras (95 kg), así que mi primer objetivo fue llegar a 176 (80 kg.), una pérdida de 34 libras (15.5 kg.).

Segunda Parada

Llegue a mi primera meta bastante rápido y fácilmente, así que decidí seguir. ¿Por qué no? Tenía ya un sistema y sabía lo que me funcionaba. Para entonces encontré un montón de recetas nuevas y descubrí también algunas mías. - Siguiente parada, 160 libras (72.5 kg.)!

Destino Final

Ahora que llegue a la zona de las 140 libras (63.5 kg.), amo mi nuevo cuerpo, disfruto de nuevas libertades, disfruto nuevas delicias, amo la nueva energía que me da el haber logrado mi meta. Sigo manteniéndome fiel al plan y me he estacionado cómodamente en un peso que está en el extremo inferior de la tabla.

Checando los Instrumentos

Aplicación Smartphone - configurar, revisar y entender. Esto significa que:

- Sabes lo que cada pantalla hace
- Sabes cómo registrar la información necesaria
- Sabes lo que significa la información
- Saber qué hacer con la información

Báscula de baño - en su lugar y lista para la rutina de todas las mañanas.

- Despertar
- Ir al baño
- Pesarte en la escala

Crear una rutina consistente es importante. Obtendrás resultados más precisos y mejor lectura de las fluctuaciones en tu peso. Cada mañana pesate y registra los resultados en la aplicación. Toma fotos de la pantalla de la báscula a modo de recordatorio o como un estímulo.

Báscula de cocina - Funcionamiento entendido la pantalla es fácil de leer. Listo para usar cada vez que vas a cocinar.

Esta herramienta es muy útil para medir exactamente la cantidad exacta y peso de los ingredientes que piden las recetas. También es una gran herramienta para ayudarte mantener el conteo de las cantidades de carbohidratos - cuando se hacen lotes grandes.

Ollas y Sartenes - le puse mucha atención a la extracción de los sabores que tiene un producto. La olla o sartén que que se usa y el método de cocción es importante para lograr eso. Además de mejorar la el sabor, la presentación de la comida hace que esta experiencia sea aun mejor, al igual que cuando te sirven una comida en la sección de primera clase.

El combustible - El elemento más importante. Sin el no puedes ir a ninguna parte. En este punto tú has investigado y tienes una idea básica de los alimentos que vas a comer durante el viaje. Tiene un menú de algunos platillos que puedes preparar y disfrutar en tu viaje.

Prepárate por adelantado, empaqueta inteligente

Aparta en tu calendario unas horas un día a la semana para preparar tus lotes de alimentos conscientes de carbohidratos. Hazlos deliciosos! Refrigéralos y envuélvelos en papel de plástico para que puedas separarlos sin problema y cómerlos en casa o ponerlos en tu lunchera si es que vas a salir. Puede preparar todo tipo de platillos con anticipación; cosas como los pastelitos de linaza, guisos, panes, carnes, huevos duros…. Hay miles de recetas en el internet - las opciones son infinitas.

Esta acción puede ser la clave para denar un buen viaje en la reducción de peso.

Una vez que entiendas el funcionamiento de este plan podrás abrir y cerrar la puerta que controla tu peso a tu antojo. Esto es tener un poder maravilloso bajo tu comando.

Esto es posible con sólo analizar cada día los datos que registras en la aplicación. Si todos los números parecen correctos: genial. Si ves que tu peso se fue arriba ese día, mira lo que comiste el día anterior. Podrás identificar rápidamente lo qué te está causando el aumento. Tal vez las porciones son demasiado grandes, por lo tanto, la próxima vez usa menos o sustituye los ingredientes para bajar los carbohidratos.

Los carbohidratos y calorías - recordatorio.

Es muy curioso pero no sé porque algunos días mi peso disminuye más rápidamente que otros. Me di cuenta de que en los días en que yo podía mantener los carbohidratos en 50 y las calorías en 1000, mi peso caía más rápido. Como si mi cuerpo estuviera respondiendo a una dieta de carbohidratos y una dieta de calorías al mismo tiempo.

Sabemos que podemos comer tanta carne y tocino cuanto queramos, y el valor de los carbohidratos es cero. Sin embargo, el número de calorías se va al cielo! Usa tu sentido común!

Capitulo 17
Atajos

ATAJOS

Cuando empecé este increíble programa perdí muchos días tratando de entender lo que estaba pasando con mi cuerpo. Mi peso estaba cayendo a un ritmo increíble, me tomó unos días entender toda la información que estaba registrando. Una vez que agarre el ritmo fue fácil de manejar.

Mi cuerpo respondió muy bien a este tipo de dieta, más allá de lo imaginable. Mi peso disminuyo a un ritmo mucho más rápido de lo que esperaba. La forma en que prepare mi comida consciente de carbohidratos fue 100% satisfactoria y deliciosa e hizo fácil quedarme en el programa. Sigo preguntándome hasta la fecha "¿dónde está el truco?" hasta la fecha no lo he encontrado. No sé si a ti te molesta escuchar a las personas que aparecen a lo largo del día con comentarios halagadores acerca de tu nuevo "look". No tengo ningún problema con eso.

No puedo decirte lo maravillado que sigo estando de ver lo sencillo que es ahora abrir y cerrar la puerta donde habita mi gordura". No requiere de un gran esfuerzo o depravación de comida. La verdad estoy muy, muy asombrado.

He crecido cómodo con este nuevo estilo de vida, tanto que todavía sigo en el programa. Estoy pensando adoptarlo para toda mi vida. Todavía aunque ya no a diario llevo registros de mis comidas y de peso, me gusta saber mi posición. Hasta ahora todo va bien. He podido mantener mi peso en 140 libras (63.5 kg.) en los últimos seis meses sin quejas.

Cuando comencé a dominar el funcionamiento del programa, la primera cosa que le preste atención fue a identificar qué clase de alimentos con carbohidratos aceptables yo disfrutaba más. Adapté mis recetas alrededor de ellos. Había un montón de opciones de comida que me gusta. Soy consciente de que ni siquiera he arañado la superficie de los miles de alimentos que podría encajar dentro de los límites de los 50-carbs. Sólo tienes que buscar lo que te gusta, ser creativo y adapta tus comidas alrededor de ellos, prepara tus propias obras maestras con los carbohidratos controlados.

Yo sabía que si podía incluir buena comida en mi dieta en una forma inteligente y ordenada, mi estómago estaría casi satisfecho y mi cuerpo podría permanecer en este programa durante largos períodos de tiempo. Lo que quiero decir con la palabra "casi satisfecho" es controlar la inevitable presencia del hambre que todos tenemos que afrontar cuando estamos en una dieta con el fin de hacer desaparecer las libras o kilos. Lo cual puede ser más intensa cuando se trata de alcanzan los números más bajos para tu osamenta. Pero se puede!

LO QUE HA FUNCIONADO

Los dos requisitos más importantes que hicieron que "el Programa 50 carbs" funcionara para mí fueron compromiso y disciplina.

Compromiso: yo creo que la única manera de lograr el éxito en cualquier actividad en la vida es hacer un compromiso serio con la tarea. Si tú puedes probarle a tu universo que estás preparado para soportar cualquier sacrificio que se cruce en tu camino, por el tiempo que sea necesario hasta llegar a tu objetivo, al final tendrás éxito. Ese es el tipo de compromiso que hice con mi cuerpo.

Disciplina: Para mí, se trata de una combinación de concentración y determinación.

Éstas son las claves que el plan requirió de mi disciplina.

Cuenta todo

No dejes de ingresar cada día los datos de todas las comidas que ingieres durante el día.

Si no puedes registrarlos en ese momento, hazlo más tarde. Sólo registrando la información de la forma más precisa es posible saber, donde te encuentras. No se deben de alterar los números de carbohidratos de los productos que se consume por malos que sean, es como engañarse a uno mismo.

Se Organizado

Ser organizando es muy importante. Además de registrar la comida me pareció conveniente también registrar el horario de comida que estaba teniendo (desayuno, almuerzo, cena u otros).

Se inteligente y está preparado, no sólo con tu propia comida "consiente de carbs" si no que también tienes información a la mano para saber en donde se esconde el enemigo. Utiliza la información dentro de tu aplicación Smartphone para apoyarte a ganar la batalla del día.

Horarios

No comer nada después de las 7 PM.

Analizar y Comprender

Usando la sección de los carbohidratos en la aplicación, analizo los resultados de cada comida que he tenido durante el día. Esto me ayuda a planear cuantos carbohidratos puedo usar para mi próxima comida.

Crea una Rutina

Me peso todas las mañanas después del ir baño, vistiendo sólo mis calzoncillos. Registro mi peso bajo las mismas condiciones todos los días lo que me permite detectar las fluctuaciones de peso por más pequeñas que sean, para que sea mas fácil y ponga remedio a tiempo.

Haz Ajustes

Por lo general, cuando tu peso no está en movimiento después de una semana algo está mal en tu dieta. Compara los datos de los dos últimos días va a ser fácil encontrar al culpable.

Calorías

50 Carbos

Algunos alimentos no muestran una gran cantidad de carbohidratos, pero el contenido de calorías es alto. Cuidado con los días en que superas las 1500 calorías. Demasiadas calorías en tu dieta podrían retrasar o detener tu progreso. El día ideal para mi es cuando he podido mantener mi consumo de carbohidratos en 50 o menos y la cantidad de calorías por debajo de 1000. Es como tener dos grifos abiertos al mismo tiempo.

Acercándote…

Como con cualquier dieta los últimos kilos son los más difíciles de eliminar y el peso baja a un ritmo más lento. Si eres paciente y te sientes cómodo durante el viaje estoy seguro que puedes continuar el viaje hasta que tú digas "alto".

En mi caso decidí hacer "alto" cuando llegue a 137 libras (62.14 kg.). Ya estaba empezando a verme demasiado flaco, si bajara un poco más estaría viéndome anoréxico. Ahora estoy tratando de mantener un peso que oscila entre 140 y 144 libras (63.5 a 65.5 kg.). Debido a mi altura 5'9" (1.75 mts.) en este momento estoy unas cuantas libras por debajo del rango inferior de la osamenta pequeña. Pero me gusta la forma en que mi cuerpo se ve y se siente y lo mas maravilloso estoy por el momento 100% libre de diabetes.

El Tablero

Este programa es realmente como un juego que involucra tu participación física todos los días. Tu objetivo es el de verificar los resultados en el tablero, en este caso la báscula de baño - cada mañana. Es muy fácil saber cómo te fue. Ganas, pierdes o empatas, perdiste un poco de peso, has ganado un poco de peso o es el mismo.

Consumiendo 50 carbohidratos o menos al dia, si te pasas más allá del peso que registraste el día anterior pierdes, si te quedas en el mismo peso empatas, si logras bajar ganas el juego del día. La recompensa es bajar de peso más rápido. Es como si tuvieras el pie en el pedal de la gasolina para llegar a su destino más rápido.

Tu día está minado con trampas de comidas tentadoras, por lo que tu fuerza de voluntad está constantemente a prueba.

Celebra Cada Victoria

No puedo evitar sentirme victorioso cada vez que "gano". Es un gran momento cuando la báscula del baño está mostrando la puntuación a mi favor. Es como marcar un gol o hacer un touchdown. Saborea el momento, celébralo, tómale una fotografía a la báscula, es inspirador y saca de esto la fuerza que necesitas para que el siguiente reto.

Como Manejar los Golpes

Cuando mi peso va hacia arriba en lugar de hacia abajo, no me preocupo mucho por el momento. Un mal día es manejable. Para recuperarme, lo primero que hago es analizar los datos del día(s) anterior y busco los alimentos que están causando el alza. Planeo una estrategia para remediar el problema, la ejecuto de inmediato y miro los resultados al día siguiente. Puedo seguir manipulando la estrategia unos días mas hasta llegar al peso que deseo obtener. Me parece que es un reto entretenido!

Capitulo 18

Lanzate!

Hay miles de dietas en el mercado. Muchas de ellas trabajan bien, aunque algunos de esos programas pueden resultar muy costosos y difíciles de mantener. Otros requieren que compres productos a vendedores; otros son muy extremos. Al final de la jornada el verdadero desafío para todo el mundo es mantener el peso durante un largo período de tiempo o para toda la vida.

Desde mi propia experiencia, la pérdida de peso es sólo temporal; normalmente ponemos todo el trabajo en llevar el peso de la meta que nos propusimos. A continuación, viene la etapa siguiente, tal vez la más difícil y es mantener el peso abajo.

Este es el mayor desafío que enfrentan todas las dietas incluso esta dieta y es donde la mayoría de ellas fallan. Me parece que durante este ciclo mi cuerpo me pide más combustible para seguir adelante y oh chico!! Que si me lo deja saber.

La mayoría de mi peso desapareció en los primeros tres meses y he pasado los últimos seis meses manteniendo mi peso que se ha estabilizado por ahora en alrededor de 140 libras (63.5 kg.).

No ha sido una tarea fácil. El hambre lucha a muerte contra mi fuerza de voluntad y trata desesperadamente de llegar a mí.

He sido capaz de mantener mi peso por seis meses sin sufrir el castigo de el hambre severa. De lo contrario, esto se hubiera convertido en un desastre.

He tenido unos días donde he experimentado hambre constante durante todo el día. Gracias principalmente a la comida que preparo por adelantado y tengo almacenada en mi despensa o refrigerador y está cerca de mí en todo momento.

Lánzate!

Hasta ahora he sido capaz de mantenerme en el bando de los ganadores en la lucha contra el hambre aguda. Estoy bastante seguro de que sin mi comida, mi voluntad ya se hubiera rendido al hambre hace mucho tiempo.

Este periodo en el programa me ha traído algunas observaciones interesantes.

Para mantener mi cuerpo en la zona 140 libras (63.5 kg.) le tengo que dar mi cuerpo la cantidad de alimento que un cuerpo de 140 libras requiere. Para mí esto significa comer casi la mismo que comía durante la dieta. Le estoy agregando un poco más frutas y verduras a mis comidas, pero sólo un poco.

Las pocas veces que me he comido una porción de carbohidratos - cosas como pan común, un trozo de pastel, dulces, pollo empanizado, patatas al horno, y algunas frutas y verduras con mi comida, mi peso sube entre 2 a 3 libras por semana.

La báscula del baño me avisa cuando ando fuera del programa, al día siguiente regreso de nuevo al programa de los 50 carbohidratos y sigo hasta lograr llegar mi peso objetivo en unos pocos días.

Creo que está bien desviarse de ves en cuando pero sólo durante un breve período. En caso contrario, hay que pagar las consecuencias.

¿Qué es lo que hace que esta dieta sea diferente a las demás, este programa se enfoca en proveer comidas de buen sabor, diseñado y preparado en virtud de los límites de los 50 carbohidratos, utilizando productos fácilmente disponibles en cualquier mercado. Funciona en la fase de pérdida de peso y funciona para mantener estable la pérdida de peso.

Las características de esta dieta me dejaron construir el programa ideal para soportar de una manera más amable, lo que en el pasado había sido un viaje horrible. Aun toma dedicación y trabajo, pero vas a lucir fantástico y esbelto por un tiempo largo. Créeme, vale la pena!!!

Si decides probar el programa 50 carbohidratos, se paciente. No te desanimes si no consigues resultados de inmediato. Tu cuerpo necesita unos días para adaptarse a una nueva forma de comer y a familiarizarse con ellos y entender el nuevo proceso.

Es importante apartar suficiente tiempo en tu agenda por lo menos una vez a la semana, con el fin de preparar tu comida. ¿Cuántas municiones vas a necesitar para la batalla contra el hambre? Eso va a depender de ti.

No te asustes si después de un par de semanas en el programa, por unos pocos días, tu cuerpo emite un olor peculiar. Esto se conoce como Ketosis y es el resultado de tu cuerpo quemando grasa. Es bastante común en muchas dietas bajas en hidratos de carbono. Es una indicación de que la maquina en tu cuerpo que quema los carbohidratos está funcionando. Un signo positivo a llegar en la dieta de los 50 carbs.

Utiliza la Aplicación. Recuerda que tienes acceso a ella 24 horas/7 días a la semana a la información de carbohidratos, calorías y peso. Revísala con la frecuencia que sea necesaria para que tengas una perspectiva real sobre lo que está pasando. Utiliza esa información para planear tu día de acuerdo a las circunstancias.

En lo que a mí respecta, este programa de los 50 carbohidratos funciono de maravilla para mí. Me libero me dé más de 60 libras (27.22 Kg.), lo que hace que mi aspecto sea mucho más atractivo el día de hoy, pero lo más importante es que me libero de la terrible "Diabetes". También reparo otros factores importantes relacionados con la salud que andaban mal como son la hipertensión arterial y el colesterol alto. La opinión que varios médicos con los que he consultado me han dicho que con esta acción "le he añadido a mi vida por lo menos 10 años más". Envuélvamelo, me lo llevo.

Capitulo 19
Un Año Después

2015 ABRIL

Un año ha pasado desde que realize dos de los más increíbles logros de mi vida - poner en pausa mi diabetes y perder más de 60 libras (33 kilos) en sólo cuatro meses.

Yo creo que es importante pasar mi propia experiencia durante este año. Basado en mis experiencias con dietas anteriores, ya sabia que me esperaba el período más difícil, pero con 50 carbohidratos sin duda lo pude sobrevivir!. Este capítulo te dará una perspectiva realista de lo que se puede esperar y de como ejecutar correctamente este asombroso, sencillo y eficaz programa. Además, me gustaría compartir algunas de las estrategias para llevar a cabo este programa sin usar la aplicación en tu smartphone.

Puedo dar testimonio de que el periodo de la dieta es sólo un sacrificio temporal. Si estás muy motivado lo más probable es que vas a lograr el objetivo deseado. Para mi esta fue una experiencia positiva. Estaba plenamente motivado y mi fuerza de voluntad estaba a todo volumen. Viendo a mi peso descender 5 libras a la semana fue increíble e inspirador. Yo no quería parar, pero una vez que lo hice me di cuenta de que era necesario hacer algunos ajustes.

Hace un año estaba tan delgado que comencé a verme casi anaréxico. Me tomo un par de meses subir 5 libras de peso, y aquí es donde me he estacionado porque es donde me siento y luzco mejor. He decidido aferrarme a este peso el tiempo que mas me sea posible.

Para llegar a este punto tuve que pasar a través de la disciplina de registrar estrictamente todos mis alimentos en la app de mi smartphone por cuatro meses cada ves que me metia algo en la boca. Poco después me di cuenta de que ya me sabia de memoria el valor y el tamaño de las porciones de los pocos productos que utilizo cuando cocino. Sin excepción registre mas de 1000 veces todos los ingredientes que utilize para construir mis comidas - . También me pesaba en la báscula cada mañana, registraba el resultado y me hacia también el examen de glucosa.

Era fascinante para mí ser testigo de la dinámica que tomo este proceso. Llegue al tal grado que podia detectar y a veces hasta predecir las fluctuaciones de mi peso por más pequeñas que fueran. Esto resulto ser muy útil pues me mantenía informado con acceso inmediato a la información clave.

Aun sigo ejercitando el día de hoy el concepto de los 50 carbohidratos. Ya no lo hago con tanta disciplina como al principio. He desarrollado rutinas que me permiten seguir el plan de memoria. Ahora examino mi nivel de azúcar en la sangre una vez a la semana, mi peso cada dos y ya no registro mis alimentos en mi smartphone. En este punto, era innecesario seguir haciendo eso. La rutina diaria es prácticamente la misma. Me se de memoria el valor y el tamaño de las porciones de los pocos elementos de los que yo uso más cuando estoy cocinando. Contar 50 carbs al día no es una tarea difícil. Hasta el momento mis números aún siguen siendo óptimos.

Poco después de que este período de un año se inició, la motivación y la fuerza de voluntad que me mantenían firme me empezaron a abandonar, la fea cara del hambre apareció. La lucha para mantener mi peso nuevo se convirtió en un constante problema. Mi cuerpo aun sigue reclamando comida a lo largo de todo el día, como si estuviera tratando a toda costa de recuperar el peso que una vez tuvo. La "luna de miel" se termino. Siempre encontré este lapso de tiempo ser el mayor desafío de cualquier dieta.

Me siento muy afortunado de haber descubierto a través del método de los 50 carbos como mantener a mi cuerpo alimentado constantemente, me ayuda grandemente a aliviar el sufrimiento de sentirme hambriento sin poner en peligro el objetivo alcanzado. Hasta el momento, he logrado mantener mi peso bajo control con un mínimo de molestia.

Un Año Despiés

La estrategia para alimentar mi cuerpo con 50 hidratos de carbono al día es simple. Me preparo para la batalla con mi propios platillos siempre deliciosos con carbohidratos controlados. Siempre tengo comida lista para complacer los ataque de hambre en cualquier momento. algunos están empacados en porciones individuales en mi refrigerador, listos para comer en casa o para llevarlo conmigo cuando tengo que salir fuera de mi dominio.

Si tengo antojo de algo dulce agarro una de mis famosas magdalenas de linaza, o me sirvo en una porción de helado low carb con bayas o fresas con crema chantilly, o tal vez antes de dormir un barra Atkins baja en carbohidratos . Hay un montón de opciones.

Si tengo antojo de algo salado tengo a la mano guacamole, humus, pan lavash, chicharrones, varios tipos de nueces, diferentes tipos de guisos de carne o sopas. Sigo descubriendo muchos más ingredientes que puedo agregar a mi rutina diaria.

Puedo encontrar en mi supermercado local una oferta creciente de productos bajos en carbohidratos, aunque son un poco caros. También hay algunas tiendas especializadas en productos low-carb cerca de mi casa y prácticamente casi todos los productos se pueden comprar en el Internet y ser entregados en tu domicilio.

Revision de la aplicación de Smartphone

En nuestro programa de pruebas, algunos de los participantes tuvieron éxito con el "programa 50 carbohidratos", pero otros no perdieron el peso que esperaban. Después de revisar todos los casos me di cuenta de que uno de los principales problemas era debido a la forma incorrecta de como utilizan la aplicación. Parece que no sabían manejar el programa correctamente, y se sintieron frustrados con el proceso. Yo recuerdo que me tomo unos días aprender a manejarla a toda su capacidad.

¿Por qué importa

La aplicación se convirtió en la herramienta más importante para mí porque me dio una forma visual de ver mi progreso. Lo comparo a

50 Carbos

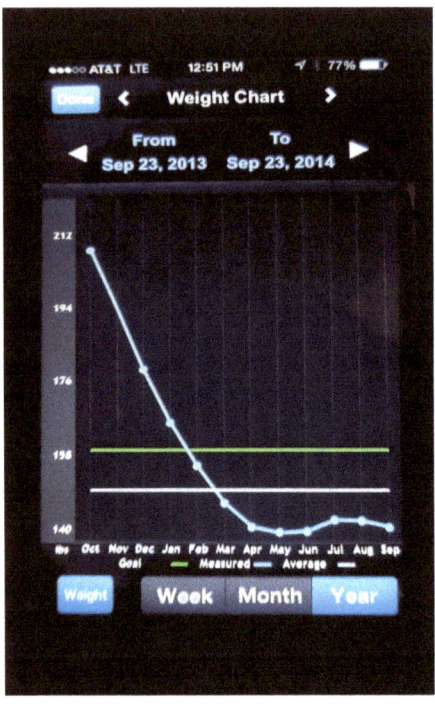

los medidores de tablero de un automóvil. Sin ellos no sé que tan rápido voy, cuánto combustible tengo o otra información importante.

Esta fotografía, tomada de la pantalla de mi teléfono, es la gráfica de mi viaje por un año a través de la función de "weight" (peso). Si la analizas en detalle puedes saber cuánto y cuando mi peso disminuyó, en la misma aplicación tengo registrado todo lo que comí cada comida durante el periodo completo de la dieta.

Para mí, este es el mejor testimonio de los resultados de mi viaje. Para obtener esta gráfica me pesaba cada mañana y registraba los resultados en la app.

Esta es la razón por lo que pongo tanto énfasis en el dominio del uso de la aplicación. No te puedo decir lo mucho que me ha ayudo. Me mantuvo informado durante todo el trayecto y me hizo tomar el control completo del proceso.

La aplicación que he usado para mi programa se llama "Diabetes App", lo encontré en el Apple Store para la plataforma iPhone. Hay muchas otras aplicaciones tan buenos como esta, así como también como hay muchas en la plataforma Android.

Recuerda, no tiene que ser diabético para usar esta aplicación. Sólo usa la función de los "carbohidratos" para mantener un recuento exacto de tu consumo diario los hidratos de carbono.

Esta aplicación cuenta con un banco de más de 200.000 productos alimenticios, una vez que la entiendes, vas a ver que es fácil agregar nuevos productos. Se puede introducir recetas propias y añadirla al

Un Año Despiés

banco de tu aplicación y registrarla con un solo clic cuando la usas en lugar de tener que registrar todos los ingredientes cada vez que preparas esta receta.

Al principio me parecía abrumador cuando tenia que seleccionar ingredientes como pollo, jamón o otros tipos de carne. Aquí encontré cientos de opciones (fritos, rebozados, al horno, estofado, pierna, muslo, crudo, con piel, sin piel, porciones, etc.). El mismo problema aparece en otros productos como frutas y verduras. Recuerda que una vez que encuentras el producto correcto lo puedes añadir al menú de tus "favoritos" en la aplicación. Después lo puedes encontrar rápidamente y con un solo clic registrarlo a la lista de carbohidratos que consumes diariamente. Al principio se me hacia difícil acertar al primer intento registrar algunos producto que consumía con exactitud hasta que me familiarice con el proceso. Este es el lugar donde vi que la mayoría de los primeros participantes se confundían y terminaban frustrados.

Hay otras características de las funciones que ofrecen esta app que se han convertido en una gran ayuda para el programa 50 carbohidratos, como la función del peso para mantener el seguimiento de tu peso.

Para un rápido repaso, por favor, revisa la información en el capítulo 8 para explorar las distintas funciones de la aplicación.

Capitulo 20
Sin aplicación?

Ejecutar 50 carbohidratos sin la aplicación

He escuchado diferentes razones el porque una aplicación que ayuda a darle seguimiento y medir el avance diario a el plan de los 50 Carbos puede ser difícil para alguno ejecutar.

Entiendo los desafíos y no quiero que nadie se desanime o abandonen el plan antes de ver los beneficios. El uso de la aplicación es la mejor manera de lograr los mejores resultados, pero no hay razón alguna para que un enfoque modificado de este plan no te acerque más a mejorar tus objetivos en materia de salud.

Todos somos diferentes, vivimos vidas diferentes, tenemos diferentes trabajos, familias, responsabilidades y objetivos. Se requiere de tiempo y disciplina para dominar plenamente las diferentes partes esta aplicación. De los dos, el tiempo puede ser el mayor obstáculo. Todavía puedes tener éxito con 50 Carbos. así en cuanto te vayas sintiendo cómodo con el plan alimenticio que tu mismo descubrirás, así como yo descubrí el mío, te pasare algunos trucos y rutinas que le sacaran el mayor partido a el poco tiempo que tienes.

Para aquellos que puedan encontrar el uso de la app difícil de entender, o no tienen tiempo para lidiar con ella, el siguiente método de como ejecutar el concepto de los 50 carbohidratos podría funcionar para ellos.

Ninguna aplicación? No hay excusas!

Ahora me doy cuenta de que realmente, yo sólo uso unos pocos productos para preparar todas mis comidas diarias - productos como huevos, lavash, algunas verduras y frutas, mi propios biscochos de linaza, carne de res, pollo y pescado. Es fácil recordar el valor en carbohidratos de estos ingredientes, y hace que que el manejo de 50 carbohidratos al día sea muy simple.

El objetivo final es presupuestar 50 Carbohidratos al día. Si te preparas bien, debería funcionar de la misma forma en que funciona usando la aplicación.

Yo creo que si sigues correctamente mi consejo te vas a ahorrar mucho tiempo y frustración. Sólo tienes que ser creativo con la negociación diaria de tu ración de carbohidratos. Antes de que te des cuenta, vas a estar preparando deliciosas comidas bajas en carbohidratos para ti y vas a ver fabuloso mientras que navegas sin problemas por el mundo de los 50 carbohidratos sin tener que pasar por la etapa del sufrimiento que es el periodo de mantenimiento, A mí me funcionó y debe funcionar para ti!

Si decides intentar el plan de los 50 carbos sin usar la aplicación, para llevar a cabo el programa asegúrate de que estás preparado para seguir estos pasos.

En primer lugar, consulte la tabla que aparece en el capítulo 16 para encontrar cuánto peso necesitas bajar a cumplir tu primer desafío.

En segundo lugar, llena tu despensa y refrigerador con tus productos favoritos, yo por ejemplo favorezco productos bajos en carbohidratos como pan, tortillas, pastas, dulces, helados, algunas verduras, algunas frutas, queso, todo tipo de carnes, embutidos y aperitivos.

Bloques de construcción

Yo preparo mis comidas todos los días combinando los productos que tengo en mi despensa y en mi refrigerador . hagamos un rápido inventario de los productos que tengo en mi cocina.

MI DESPENSA

Especias
tomillo - sal - pimienta - pimienta - orégano - romero - sal de ajo - cebollas secas

Los aromas y edulcorantes
Canela en polvo - cacao en polvo sin azúcar, jarabe de coco sin azúcar,
Splenda - jarabe de vainilla

Aceites/cocción
Aceite de Canola, aceite de oliva, Harina de linaza, harina polvo de hornear

Bases/salsas
Caldo de Pollo, de ternera, salsa de tomate, salsa de soja, vino tinto

Productos envasados
Las conservas de atún, frijoles enlatados, mole poblano, salsa verde, salsa roja

Bebidas y aperitivos
Café, gaseosas dietéticas - tuercas - bolsas de chicharrones - Barras de energia Atkins

Mi Refrigerador

Carne y pescado
Muslos de Pollo - pechuga de pollo - carnes - carne molida, pollo a la parrilla, Caldo de carne - tilapia - salmón - Chuletas de Puerco, tocino, jamón - Pavo

Verduras
Cebolla - ajo - aguacate - pimientos verdes - pimientos rojos - porros - espinacas, lechuga, chiles serranos, zanahorias, calabazas, chayotes, brócoli, judías verdes, champiñones, Jitomates.

Frutas
Melón - arándanos - Fresas

Bebidas
Gaseosas dietéticas - agua embotellada gaseosa

Queso/lácteos
Queso Monterrey - queso feta - queso cheddar -crema batida - huevos

Aperitivos y botanas
Gelatina sin azúcar, Helados y paletas bajos en carbohidratos - helados - mantequilla de maní, hummus, ensaladas

Pan
Lavash : Pan Sangak (1 porción = 2 carbohidratos netos, delicioso!)

Hablemos un poco más de pan. El pan ordinario más bajo en carbohidratos que encontré fue en el tipo pan multigrain, la rebanada comienza a alrededor de 15 carbohidratos netos. Algunos otros panes podría ir tan alto como 50 carbohidratos netos por rebanada. En lugar de pan ordinario yo uso <u>Sangak</u> un tipo de pan de origen del oriente medio con sólo 2 carbohidratos netos por porción.

En referente a tortillas bajas en carbo hidratos la mejor opción que encontré para mí es el lavash de <u>trigo</u> con 3 carbohidratos por porción. Hay muchos otros tipos de lavash que son fáciles de encontrar en muchos mercados, aunque las porciones alrededor de 8 gramos es mejor que una rebanada de pan o tortilla normal, y es estupendo para envolver carnes o guisados para tacos y sirve muy bien para "cucharear" suave las salsas en mis comidas.

Variedad

Me gusta lo que me gusta, y te gusta lo que le gusta. Hay muchos productos diferentes de tu preferencia que son esenciales para ti para preparar tus comidas que no están en esta lista. Alimentos básicos, como los cereales, la leche y los distintos tipos de botanas que vas a tener que investigar y entender como incluirlos en tus comidas. Recuerda que los enemigos principales para tener éxito son hambre, comida aburrida e insípida. Crea tu menu con esto en mente!

Tu puedes obtener una gran cantidad de información sobre los carbohidratos y su contenido nutricional de muchas fuentes, y no te olvides de revisar las etiquetas de alimentos envasados con los que vas a llenar tu despensa.

Este es un buen lugar para buscar información sobre la lectura y la comprensión de las etiquetas.

Inglés:
http://www.fda.gov/food/ingredientspackaginglabeling/labelingnutrition/ucm267499.htm

Español:
http://www.fda.gov/Food/IngredientsPackagingLabeling/LabelingNutrition/ucm268173.htm

Reglas de dedo pulgar - Escucha atentamente!

Evite los productos derivados de la harina como los panes, tortillas, tartas, pastas, postres. Yo uso sustituciones, y algunos son geniales!

Evito la mayoría de los productos que no son "sugarless" sin azúcar, como bebidas gaseosas, dulces y bocadillos preparados. Busca productos bajos en carbohidratos (información sobre los carbohidratos y el tamaño de las porciones están en los paquetes) o endulzados con Splenda o similar edulcorantes.

Evita comer algunas de las verduras y frutas que son altos en carbohidratos como los plátanos, maíz, piña, papas, algunos zumos, frijoles y arroz. Sólo puedo usar una parte muy limitada (2 cucharadas) cuando tengo mucho antojo.

Sin Aplicacion?

Afortunadamente para mí todas las carnes son prácticamente libre de carbohidratos y la mayoría de las especias yo uso para inyectar toneladas de sabor al cocinar son también libres de carbohidratos.

Me aseguro de tener siempre una buena cantidad de alimentos bajos en carbohidratos en mi despensa y en mi nevera. Esto es muy importante. Créeme, sin ellos, es como ir a la guerra sin un arma; de seguro moriria en pocos días.

Es recomendable no ir a más de 1500 calorías al día, pero llevar otra cuenta un podría complicar el asunto. solo usa tu sentido común, por ahora vamos a concentrarnos solamente en los carbohidratos.

Enlaces útiles

Aquí hay algunas excelentes fuentes de información que puede ayudarte a buscar los carbohidratos que puede ser especialmente útiles si no tienes acceso fácil a una báscula o una aplicación.

Usa tu mano para calcular una porción !

http://education.wichita.edu/caduceus/examples/servings/visual_estimates.htm

http://aka.weightwatchers.com/images/1033/dynamic/GCMSImages/PortionEstimator_Printable_013012.pdf

Capitulo 20

Funcion de Mantenimiento

Vamos a ser creativos!

Ahora estamos en la etapa de mantenimiento, en la que las cosas que aprendi en último año se han vuelto coherentes y mi dependencia de la aplicación en mi smartphone ya no es tan importante. He aquí un vistazo a mi rutina actual, con algunos ejemplos de cómo negociar mi consumo diario de alimentos.

En un día normal puedo poner juntos el después de las comidas, utilizando el material de mi despensa y nevera.

Mi desayuno

3 Huevos revueltos con dos cucharadas de frijoles pintos
4 Carbohidratos netos
Tocino 3 rebanadas
0 Carbohidratos netos
Una porción de pan o lavash sangak
2 Carbohidratos netos
2 Cucharada salsa verde
2 Carbohidratos netos
2 Tazas de café con Splenda
0 Carbohidratos netos
Mitad de mi muffin de linaza
5 Carbohidratos netos
Total   **13 Carbohidratos netos**

Funcion de Mantenimiento

Como puedes ver, este es un gran desayuno. Esta comida satisface mi apetito por unas horas antes de que me de hambre otra vez.

Botanas de Medio día y media tarde

La mayoría de las veces me preparo un par de los taquitos usando lavash como tortilla. las relleno con casi cualquier cosa, como lo que sobra del desayuno, almuerzo o cena. Otras veces me como unos chicharrones (cortezas de cerdo) con guacamole o un poco de helado o a la mitad de uno de mis muffins y café. En realidad, depende de lo que está disponible en este momento.

El valor estimado en carbohidratos de esta comida es aproximadamente de 5 carbohidratos netos

El almuerzo y la Cena

Normalmente yo ingiero una porción de pollo o de picadillo de carne de res molida o lasaña (utilizando finas rodajas calabacitas en lugar de pasta) que he preparado con antelación. O me preparo un tazón de sopa de pollo, una carne a la pimienta, una pieza de pollo a la parrilla, carnes, pescado, cerdo, cordero con una guarnición de verduras o una ensalada y, obviamente, más pan lavash o sangak y de postre un poco de fruta o unas fresas con crema batida, café, tal vez la mitad de una de mis magdalenas y a veces una copa de merlot.

Estimo que el carb valor aproximado de esta comida es de 15 carbohidratos netos

Antes de ir a la cama

A veces me como un panecillo (cuando puedo controlarme), o un helado, o algunos chicharrones. Hay muchas más opciones, termino mi día consumiendo alrededor de 50 los hidratos de carbono.

Me voy a dormir con mi estómago sentiendose lleno, ya que el suministro de alimentos durante todo el día fue decente. Y no me expuse a la miseria de sólo tener que comer un porción pequeña de comida insípida. Esto fue una gran diferencia.

Lo primero que hago al día siguiente es pesarme en mi báscula. Podia sentir una sensación de intenso suspenso esperando por los resultados que aparecían en la pantalla.

A veces no había movimiento en la báscula por un par de días, y me preocupaba. Y al día siguiente la báscula registraba una caída de 3 o 4 libras. Extraño! pero estos momentos eran de los más agradables que he tenido. Me sentía tan orgulloso de mí mismo.

No hay nada como la sensación de cruzar la línea, de llegar a un objetivo inalcanzable, impulsado por tu disciplina y tu voluntad. Que se premia con tantas cosas positivas, como la extensión de tu vida por unos cuantos años, luciendo fantástico, Poniéndole pausa a enfermedades mortales como diabetes, hipertensión y colesterol alto… es un buen premio, ¿no crees? Este éxito es algo que se puede apreciar aún más si pasas de los 60 años.

El Internet es tu amigo!

Sólo por curiosidad he explorado recientemente un par de sitios de las redes sociales como, Pinterest y Tumblr. Me ha sorprendido encontrar cientos de increíbles recetas bajas en carbohidratos. Uno que llamó la atención fue una que utiliza coliflor en lugar de patatas para el puré de patatas. Eso suena como algo que puedo trabajar y usarlo como guarnición para un plato de carne. Sé que entre mas busque mas voy a encontrar. Uso algunas de estas recetas como fundación y las condimento como a mi me gusta. Tu puedes hacer lo mismo! Por supuesto, nos podemos perder en la red, la perdida de tiempo precioso lo que no todos tienen lo suficiente. Planea con sabiduría y usa tu presupuesto con inteligencia.

Usa el tiempo sabiamente

Muchos de nosotros tenemos familias que cuidar, y todos tenemos que comer. Esto significa que debemos hacer una de tres cosas: cocinar en casa, comer fuera o ordenar entrega a domicilio. Para mí, cocinar es lo más lógico porque puedo controlar lo que sucede. Puedo controlar lo que entra en la comida, el sabor, y como se ve, y el costo. Por supuesto que hay momentos en que tengo que comer fuera, en reuniones de

Funcion de Mantenimiento

negocios, reuniones familiares, incluso una noche tranquila fuera de casa con mi esposa. Cuando estoy en mi dominio, yo cocino.

Cuando por primera vez empece a desarrollar 50 carbs, pasé incontables horas investigando diferentes sitios para recopilar tanta información como fuera posible. Pasé otro bloque de tiempo trabajando en mi cocina mejorando mis habilidades culinarias, encontrar a través de la prueba y error la mejor forma de preparar mi comida para que fueran las dos deliciosas y saludables.

Así como me iba sintiendo cómodo con el plan, Aparte unas horas a la semana para preparar varias comidas que iba a consumir durante la semana. Para mí, este es el enfoque más sensato, no tengo que preocuparme sobre el tiempo y los ingredientes que uso para preparar una comida completa cada día. Con una gran variedad de opciones ya cocinadas, Solo me enfoco en añadirle los toques finales, vegetales frescos o una fruta, una rebanada de lavash o Sangak, un fresco y agradable vaso de te helado con Splenda y un postre para terminar mi comida.

No sólo ahorrao tiempo y esfuerzo, pero me gusta mucho la experiencia de la cocina. Aprendiendo y explorando los diferentes sabores y técnicas me relajan y me hacen feliz, y créeme ¿la casa huele a felicidad!

Sumando!

- Utiliza el tiempo que tienes para hacer las cosas que te gustan.

- Prepara las comidas con anticipación, lo suficiente para que se extiendan durante la semana.

- Hazlo interesante, no tengas miedo de probar nuevos sabores.

- Porciones listas para comer hace que las comidas sean una brisa. Sólo tienes que añadir lo fresco.

- Mantén tu cocina equipada con lo básico, y estarás listo para cocinar cuando quieras cocinar.. No hay excusas!

Capitulo 22
De Un Amigo

Fher Olvera, líder de Maná Súper Estrellas Mexicanas, filántropo y activista:

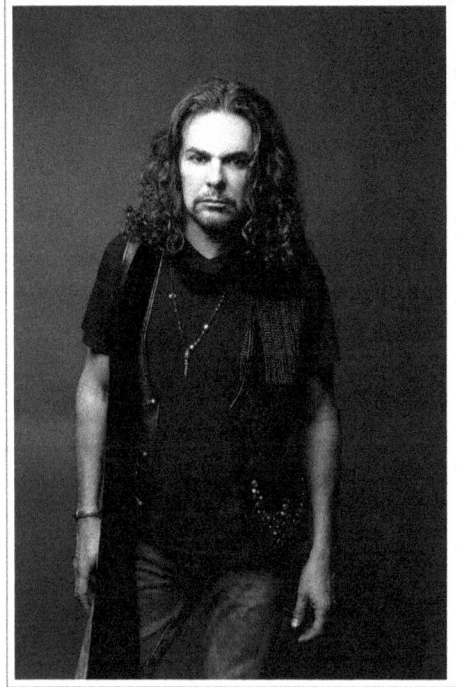

"José Quintana - mi amigo de hace mucho tiempo a quien yo le llamo "Pepe", él ha sido un factor clave para el éxito de Maná. Hemos trabajado juntos en muchos proyectos, creando y grabando algo de buena música en nuestros 30 años de amistad.

A Pepe siempre le encantó la comida. Recuerdo que casi siempre traía puesto un traje de "gordito". En el transcurso de los años, ese traje creció más grande, y si bien es cierto que intento diferentes dietas nunca se quedó con ninguna.

Yo no lo había visto en un tiempo, y cuando nos reunimos en enero de 2014, me sorprendió, felizmente sorprendido. Ya no traía puesto mas el traje de "gordito" - mi amigo estaba ahora portando un traje nuevo de flaco. Él tiene ahora un aspecto fantástico, feliz y saludable. Ver su transformación y escuchar su historia es inspirador y me mostró que existen maneras de hacer cambios positivos en nuestra vida. Sé que hay muchas personas, amigos, familiares y aficionados por igual, que pueden encontrar ayuda, orientación e inspiración con la historia de Pepe. Con el aumento de la obesidad y la diabetes una de las preocupaciones de la salud mundial, el plan de los 50 carbohidratos que transformó mi amigo debe encontrar un lugar en cada casa, en todo el mundo.

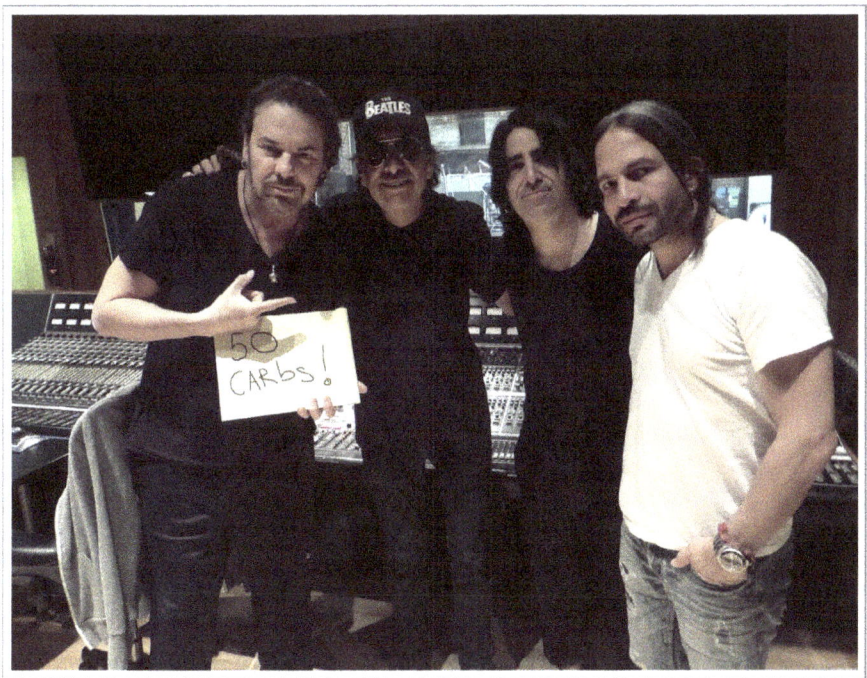

Maná - súper estrellas internacionales de la ciudad de Guadalajara México, han vendido más de 60 millones de álbumes mundialmente. Mana y su dinámico fundador y cantante Fher Olvera aparecieron como artistas invitados en el álbum "Sobrenatural" de Carlos Santana. Durante unos de los eventos de inauguración presidencial, Maná fue descrito como "los Rolling Stones de América Latina" por el Presidente Obama.

Capitulo 23
De Mi Medico

Michael D. Marsh, M. D.

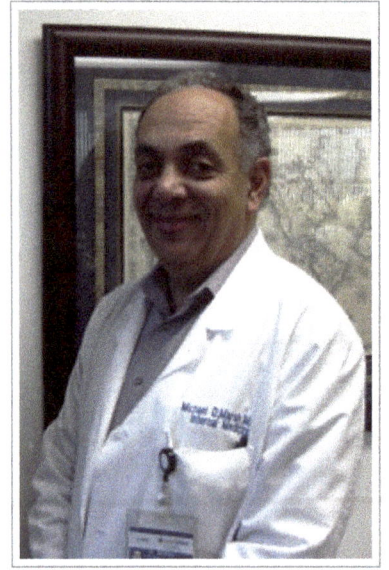

Como médico, me reúno diariamente con una gama de pacientes, para tratar una amplia variedad de problemas relacionados con la salud. Tenemos la suerte de vivir en tiempos interesantes donde los avances de la ciencia y la tecnología nos ayudan a vivir mejor, una vida más saludable y feliz. Aunque se descubren nuevas formas de tratar las enfermedades, lo mejor que podemos hacer por nosotros mismos es la de evitar aquellas cosas que nos llevan a la enfermedad.

José Quintana ha tomado este sencillo y viejo consejo de todo corazón. Yo lo he estado tratando desde hace algún tiempo, ayudándolo a lidiar con su diabetes y los factores que están deteriorando su salud y que corre el riesgo de posibles graves problemas en la vejes.

Imaginen mi sorpresa cuando llegó a mi oficina para un examen físico anual, la revisión de sus medicamentos y planes de tratamiento. La persona que yo vi y no reconocí al principio, el que estaba allí era un hombre completamente diferente del que salió de mi oficina algunos meses atrás. La transformación física fue dramática. Estaba viendo a una persona delgada, feliz, en donde un hombre con sobrepeso habitaba.

Durante mi examen, José compartió su historia acerca de cómo, confrontando lo que él sabía que era una imagen en descenso, se hizo cargo de su salud y forjo un plan que combina un giro creativo de comidas que son deliciosas, fáciles de preparar y que nutren - lo que José llama "50 carbohidratos". Con un enfoque principal en la ingestión diaria de carbohidratos, José convirtió lo que para muchos, incluyéndolo a él, una desagradable "DIETA" en un sano y delicioso viaje hacia una mejor salud.

La verdadera alegría llegó con los resultados de sus pruebas de sangre. Las cifras claves - azúcar en la sangre, el colesterol… pasó de inquietantes a wow! Fue del perfil clásico de un diabético a una persona sana que tenía un asombroso control sobre su propia salud.

Hemos cambiado de un régimen de medicamentos para su diabetes a una dieta natural y enfoque de ejercicio para mantener la salud.

El planteamiento de los "50 Carbs" tiene sentido común y va tras los principales obstáculos que son el hambre y las comidas aburridas, que causan que muchos bien intencionados regímenes dietéticos fallen. Este acertado, enfoque dirigido a la salud y a la dieta puede ser un gran plan de juego para todo aquel que esta luchando por hacerse cargo de su propia salud. Estoy tan satisfecho de ver el cambio en José y lo estaría igualmente de ver estos cambios en cada persona que sufre los tristes efectos de una dieta pobre.

Capitulo 24
José

50 Carbs

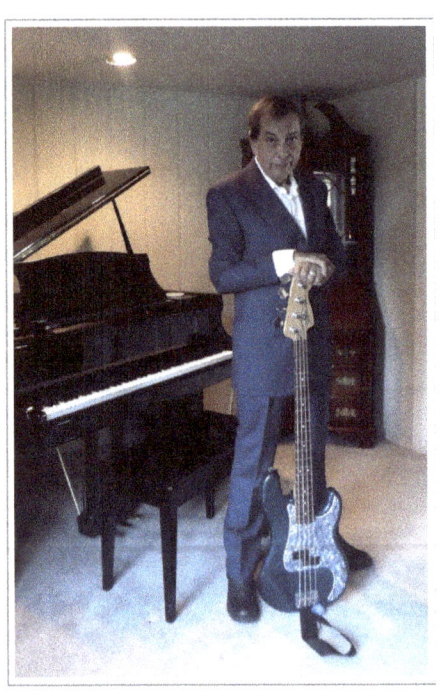

Al igual que en el caso de millones de personas de todo el mundo, José Quintana se encontraba con la triste perspectiva del deterioro de su salud y pobre calidad de vida por los efectos causados por la obesidad y la diabetes. 50 Carbohidratos narra la historia del viaje de José desde sus primeros días como niño, a través de sus aventuras como músico en México, su trayectoria global en el negocio de la música. Cada uno de los capítulos de su vida alimento su creciente amor por la cocina y la expansión de su cintura que fue creciendo cada vez mas grande.

Por último, José tuvo suficiente. Él supo que él tenía que asumir un papel más activo en su salud. Él se tomó el tiempo para investigar sobre varios enfoques de las dietas y creo el plan de los 50 carbohidratos - una combinación de herramientas, estrategias y recetas que lo apoyaron durante el cambio de la obesidad y la diabetes a un cuerpo esbelto, saludable y un estilo de vida libre de medicinas. 50 Carbohidratos proporciona un enfoque claro de bajo estrés con estrategias prácticas, herramientas y deliciosas recetas que pueden ayudar a otros a encontrar su camino a un cuerpo más sano.

50 Carbs - tiene sentido.

About the Authors

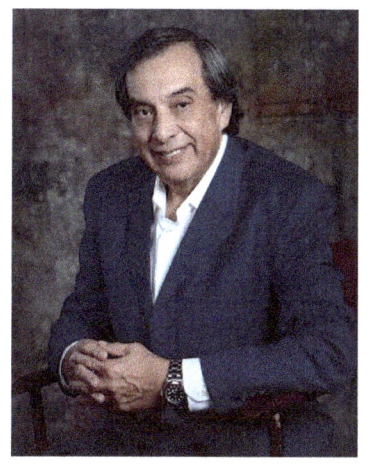

José Quintana ha disfrutado de una carrera excitante y con éxito como músico y como productor. Su pasión creatividad y enfoque han contribuido en el éxito mundial de algunos de los artistas mas iconicos en la Música Latina. Cuando el decidió tomar cargo de su salud, el aplico los mismos elementos en su segundo amor-cocinar.

La historia de Jose es excitante, humorística e inspiracional, y las lecciones que aprendió pueden ayudar a otros a encontrar el caminó hacia un estilo de vida mas saludable y satisfactorio.

Michael Calderwood paso su "Primer Acto" como músico y escritor, trabajando con multiple disciplinas que van desde bandas de rock hasta teatro en vivo. "Segundo Acto" también desarrollo igualmente otra carrera trabajando de cerca con grupo de Ingenieros, diseñadores, gente de mercadotecnia e innovadores de negocios que representaron un mezcla verdadera en el Arte y la Ciencia. "Acto Tres" regresa a casa, en donde su pasión por la creatividad y la colaboración continua creciendo buscando nuevos caminos para explorar

La mezcla de experiencias, culturas, lenguajes, habilidades y pasiones se unen en las paginas de 50 Carbs.

50 Carbos

www.ingramcontent.com/pod-product-compliance
Lightning Source LLC
Chambersburg PA
CBHW040322300426
44112CB00020B/2845